12 SIGNOS
12 FANTASÍAS

MICAELA NARDUZZI

DEDICATORIA

A todos aquellos que me brindaron su apoyo.

CONTENIDO

	Agradecimientos	i
1	Mi despertar	3
2	Show	7
3	Géminis: Diversión	11
4	Tauro: Placer	19
5	Cáncer: Conexión	29
6	Libra: Seducción	39
7	Virgo: Entrega	51
8	Aries: Pasión	61
9	Capricornio: Resistencia	75
10	Sagitario: Exploración	85
11	Leo: Picante	93
12	Escorpio: Vulnerable	103
13	Piscis: Fantasías	113
14	Acuario: Innovación	119
15	¿Eso era todo?	127
16	Más sobre los 12 signos y el sexo	129

AGRADECIMIENTOS

A ti, ¡que lo disfrutes!

1 MI DESPERTAR

Llegó mi cumpleaños número treinta y con este nuevo cambio de década, algo dentro de mí se despertó. Pude sentir una gran duda existencial: no podía comprender porque me sentía tan insatisfecha con respecto a mis relaciones de pareja, porque no sentía que había disfrutado plenamente mi sexualidad hasta el día de hoy. Siempre estaba dispuesta a satisfacer al otro, solo en algunas ocasiones me había sentido cómoda con un hombre para explorar mi cuerpo y mis gustos. Mi experiencia repetitiva: encontrarme con hombres que siempre estaban centrados en ellos mismos. Quizás ya rozando los límites del hartazgo es que me di cuenta que yo no exploraba tanto lo que me gustaba, siempre me cruzaba con hombres que me enseñaban lo que a ellos les gustaba, pero pocas veces sentí que disfrutaba tanto como ellos.

Durante muchos años que estuve en pareja, seguía funciono como cuando nos conocimos, él siempre disfrutando y yo como espectadora, sin conocer que era el placer, porque vivíamos el sexo como cuando nos conocimos: ¡dos adolescentes!

Hoy sentí más que nunca este malestar, pero también comprendí que ya venía reflejándose hace mucho tiempo en mis relaciones.

Así que me levante y decidí que no iba a pasar otro año esperando explorar mi cuerpo, ¡Llego el momento de explorar mi sexualidad! ¡De conocerme!

Pero de pronto mi cabeza se llenó con muchas preguntas...

«¿Cómo lo consigo? ¿Acaso será que puedo llevar a cabo un experimento? ¿Cómo lo haría? ¿De verdad quiero pasar el resto de mi vida sin vivir distintas experiencias? ¿Sin descubrir mi cuerpo?».

Con las vivencias de los últimos meses, me convencí de que no disfrute lo suficiente. Recuerdo una de esas: era sábado y estaba en mi casa con el chico que estaba conociendo, mirábamos una serie en la televisión cuando de pronto comenzamos a besarnos, poco a poco la temperatura fue subiendo y terminamos teniendo sexo en el sillón. Dos horas después me dijo que se tenía que ir, entrenaba para un partido de futbol. En ese momento me di cuenta que desde que comencé a salir con él, cada vez que él se iba a entrenar, iba a mirar una película y luego me dormía, sin embargo esta vez no ocurrió así...

Me acosté y no podía dormir, en ese momento sentí que algo no estaba bien y comencé a hacerme preguntas «¡Ninguna sencilla por cierto!».

Poco a poco empezaron a salir a la luz distintos cuestionamientos, cada vez más fuertes, me encontraba con cierta incomodidad conmigo misma porque ya no pensaba como antes, porque ahora algo me empujaba a plantearme porque no me sentía como la última vez que él se fue «¿Sera que esta relación siempre me deja una sensación de vacío?».

Mis dudas no encontraron respuesta esa noche, pero sabía que encontraría claridad con el pasar de los días.

Y así fue como a los días sucedió algo diferente, un día que no pasó desapercibido, estaba ingresando a las oficinas de mi empresa en Buenos Aires, estoy por subir al ascensor cuando de pronto observo la fila y lo veo a él: un hombre morocho perfecto sacado de una publicidad de televisión, me mira y sonríe, sonrojada le devuelvo la sonrisa tímidamente, cuando llega el ascensor ambos subimos y él queda a mi lado, roza suavemente mi brazo, nos miramos y por mi cuerpo corre una electricidad ¡Inmediatamente noto que tenemos una conexión increíble!

Escucho el sonido del ascensor y al mirar me doy cuenta que llegue a mi piso ¡es momento de bajar! Camino hacia la puerta del ascensor y avanzo hacia mi oficina saludando a los que están delante de mí, llego a mi escritorio y mientras dejo la cartera, muy pensativa, me siento en el sillón y mimetizada con ese instante de excitación me doy cuenta ¡Que tenía muchas ganas de acostarme con ese hombre! estaba empezando a imaginarme esos momentos cuando rápidamente me sentí incomoda con mis pensamientos «¡¿Porque no podría hablarlo abiertamente como lo hacen los hombres?! ¡Sería muy juzgada! Sin embargo la idea de pasar una noche con él sin saber qué sucedería mañana me pareció muy divertida y excitante».

Ese día transcurrió con una idea fija en mi mente y decidí ponerme en acción para crear un plan «¿Cómo salir con hombres y no tener mayores expectativas que el deseo de explorar y disfrutar de mi sexualidad?».

Pero una y otra vez las sombras aparecían en mi mente «¿Qué diría mi madre si supiera? ¿Qué diría mi padre si se enterara?».

Todas estas ideas fueron dando vueltas en mi cabeza hasta que de un momento a otro me dije a mi misma «¡Para! ¡Este es tu momento! Tenes que parar de juzgarte tanto y atreverte a experimentar «¿Porque vas a seguir viviendo de lo que piensen los demás?»

Probablemente para bajar mi tensión continúe: «¡Es verdad, es el momento perfecto! Tenes 30 años, estas soltera, no tenes hijos ¡Luego llegará el amor de tu vida y ya no podrás!»

Con esa discusión conmigo misma y un fuerte impulso de explorar y descubrir mi cuerpo: ¡Inicie mi plan!

«Ahora… ¿cómo me convertiría en esa mujer? Siempre quise casarme y tener hijos, y ahora pasaría a ser una mujer que disfruta de la sexualidad sin mayor compromiso».

En ese momento comprendí que estaba ante el mayor desafío de mi vida: cambiar mi mentalidad. A medida que pasaban los días fui teniendo varias ideas y las fui organizando «Primero: ¿Cómo haría para conocer a un hombre?»

Después de varios días de imaginar distintos escenarios y no encontrar los adecuados, pensé: «Iré sola a un bar y tomare algún trago y cuando se me acerque algún hombre veré que me propone». ¡No voy a salir con alguien de una noche!

Pero luego llegaba a mi mente otra idea que me atormentaba:

«¿Acaso en la primera cita le pregunto si se realizó exámenes de salud sexual? No, no podría preguntar eso... ¿Se lo pregunto en el momento de acostarnos?... No, probablemente sea una incomodidad hacerlo en ese momento. Mejor decidiré tener dos citas y ver si en la primera obtengo información sobre su pasado... ¿No tendría que ser más directa? Mejor tratare de improvisar y de alguna manera lograre preguntarle si está al tanto de sus exámenes de enfermedades sexuales».

¡Entonces ahora sí! listo este primer asunto.

Llego a mi casa, vacío mis bolsillos en la mesa de luz, me doy una ducha y cuando regreso, me acuesto en la cama, me cubro con mis sabanas y cuando voy a sujetar mi celular, veo que entre los papeles que deje en la mesa de luz había guardado un folleto que me dieron en la calle, lo tomo y dice: «El uso de preservativos...» ¡No lo puedo creer! Ni que me estuvieran siguiendo, lo leo y lo dejo apoyado en la cama, «son todas señales», pensé. Sujeto mi celular y abro mi red social, una y otra vez en mi mente surgen busco ideas de cómo podría encontrar a un hombre educado, atractivo y bien cuidado que quisiera obsequiarme buen sexo y sobre todo... ¡Me quede cómodo en mi agenda!

Me iré a dormir... ¡en estos días buscare como hacerlo!

2 ¿SHOW?

Me encontré para almorzar con Sofía, mi amiga de la oficina. Empezamos a conversar y entre comentario y comentario le pregunte si alguna vez había ido a una charla de educación sexual. Primero me pregunto muy curiosa: «porque quería ir a una clase de educación sexual a mis 30 años».

Una cosa nos llevó a la otra y ambas nos dimos cuenta que no habíamos experimentado la sexualidad como teníamos ganas. Sofía me cuenta que una amiga de ella, da unas clases de sexualidad en una escuela pero para adolescentes...

—Podría preguntarle, no estaría bueno asistir con adolescentes, pero si no, decimos que somos alumnas de Emilia y que vamos a ver como da la clase—Exclama Sofía.

—¡Vaya estrategia! No lo había pensado.

—Bueno, todo depende de tus ganas reales de aprender más. ¿Qué podría explicar a los adolescentes que nos pueda servir a nosotras?

—No lo sé.

—No te preocupes, hablo con ella y veremos que nos recomienda.

—Dale, tengo como una contradicción: por un lado no entiendo que más podría haber y por otro lado pienso que hay mucho por saber. No hemos tenido clases en la escuela, pero es raro interesarse por la sexualidad a esta edad o ¿no?

—¡Claro que si es raro! Pero ahora que surgió, podemos averiguar de qué se trata.

—¡Si, así es! Espero entonces que me cuentes cuando

converses con ella.

—Sí, así lo hare.

Nuestro almuerzo termina y volvemos a las oficinas. Nos despedimos con una sonrisa pícara y cómplice. Prometemos conversar mañana si su amiga responde.

Al día siguiente preparo todo y salgo para la oficina. Me cruzo a Sofía en el ascensor y me cuenta que su amiga ya le respondió. Me dice:

—Al mediodía hablamos, ¿dale?

—Perfecto.

A las doce del mediodía, paso a buscar a Sofía por su despacho, salimos para almorzar y decidimos ir al restaurante de al lado, mientras bajamos en el ascensor, conversamos y me cuenta que la amiga le dijo que está haciendo uno show para adultos donde enseña sobre sexualidad.

—¡Oh! Entonces, ¡no estábamos tan equivocadas!

—¡No, parece que no! —mira hacia los costados para ver si nos escuchan y dice— Ahora te voy a contar un poco más cuando lleguemos.

Caminamos y entramos al restaurante, nos sentamos en una esquina y mientras pedimos el plato del día, ella comienza a relatar:

—Me conto que la charla que daba a adolescentes, se las fueron pidiendo algunos adultos y que en ese momento se dio cuenta que tenía que ofrecerles un poco más y modificar el contenido, poco a poco genero otra charla y se terminó volviendo un show donde enseña un poco de todo. Me dio la próxima fecha.

—¿Y cuándo es?

—El próximo viernes, es en Belgrano.

—¿A qué hora? —indagó.

—A las ocho. Ayer me dijo que puede guárdame las entradas si queremos ir.

—¿Vamos? —pregunto expectante.

—¡Vamos! —respondió efusiva.

—¡Estupendo!

—Ahora cuando volvemos a la oficina me contacto con ella y

confirmo que vamos a ir las dos.

—¡No lo puedo creer! —respondo mientras me tapo la cara.

—¡Yo tampoco!

—No tenemos que hablar nosotras ni nada de eso, ¿no?

—No, siempre es ella la que habla en las charlas.

—Bueno, ahora te tengo que confesar que tengo un poco de vergüenza, ¡pero ya está decidido!

—¡Así es! El viernes salimos de la oficina directo para allá.

—Dale.

Almorzamos y volvemos para la oficina. A la tarde al llegar a mi casa, Sofí me confirma que ya reservo los lugares y en ese momento es que tengo un poco más de curiosidad sobre la amiga, me pasa el nombre y la busco en internet, leo unas cuantos comentarios positivos de ella, que está trabajando en varios lugares y como ya me siento más tranquila me voy a dormir. Al acostarme nuevamente la curiosidad de saber que nos espera en ese show se vuelve a encender.

Esos días pasaron muy rápidos por mi negociación con algunas empresas del exterior. No tuve mucho tiempo para conversar con Sofí, pero el viernes llego. Son las siete y paso a buscar a Sofí, la miro desde la puerta y se levanta y salimos directo hacia el estacionamiento, mientras manejo hacia Belgrano, ella me va contando un poco más lo que le dijo la amiga sobre la experiencia, parece realmente muy interesante.

Llegamos, estacionamos y vamos directo hacia este teatro, es pequeño. Entramos y buscamos donde sentarnos, cuando de pronto, aparece la amiga. Sofí me la presenta:

—Amanda, ella es Emilia.

—¿Qué tal Emilia? Un gusto conocerte, Sofí me hablo muy bien de ti.

—Igualmente, ¡muchas gracias! —responde con una sonrisa— ¿Están listas para el show?

—Sí, ¡Con mucha curiosidad!

—¡Esta noche se van con todas las ideas claras! —exclama Emilia— Las dejo que voy a saludar a los últimos y vamos a comenzar.

El lugar es para pocas personas, entraran unas cincuenta. Es muy cálido, con luces que juegan entre la oscuridad y la luz necesaria para crear un ambiente de confianza. El ambiente perfecto para conversar sobre este tema un poco tabú: un poco incómodo. Normalmente no me sentiría cómoda con muchas luces y yo preguntando delante de todos sobre sexualidad. «Quizás ahora sea distinto», Pensé.

Siguen llegando personas y nosotras elegimos dos lugares para sentarnos con Sofí y nos acomodamos, seremos aproximadamente cuarenta personas en la sala. Las luces altas se apagan y se encienden pequeñas luces bajas dando comienzo al show, de fondo comienza a sonar muy sutilmente música y ella sale al escenario. Saluda al público y nos da la bienvenida, se la escucha con un tono muy descontracturado y relajado.

Inmediatamente comienza hablando sobre la sexualidad y los vínculos de pareja. Cuando ve que nosotros estamos escuchando muy atentamente ella pasa al siguiente tema: ¡Preservativos! «¡Si, exacto! ¡Mi gran duda existencial!».

Nos cuenta en que momentos es indispensable el uso de preservativos, como usarlos, de que nos protege, poco a poco nos da una clase de educación sexual, pero con un tono profundo para adultos.

Ella muestra mucho conocimiento sobre sexualidad, pero a la vez tiene mucha destreza y gracia para que no sea tan incómodo conversar sobre eso ¡es muy buena!

Al escucharla hablar, me doy cuenta que siempre me sentí bastante incomoda hablando sobre sexo, creo que por eso nunca supe como conversar con los hombres con los que he salido.

Luego de enseñarnos con mucho detalle porque tenemos que usar preservativos, cuando usarlo, nos habló sobre el sexo oral, realmente como una maestra, ¡pero bien necesario! De allí paso a hablar de otro tema ¡muy sensible! ¡Nuestros prejuicios personales sobre la sexualidad! «En estos momentos si me siento colorada porque ¡ella está contando mucho de lo que estoy viviendo!».

Cuando llegue sentía un poco de incomodidad por la nueva

experiencia, pero Emilia nos explica todo con tanta comodidad y naturalidad que me relaje muchísimo. Incluso en la mitad del show cuando ella consulto si teníamos preguntas y me atreví a preguntar.

Pasado la mitad del show, se vuelven a apagar las luces, ella desaparece del pequeño escenario, se prende un reflector y la luz roja nos alumbra a Emilia mientras ella sostiene con sus manos una caja. Vuelve a sonar música pero ahora más divertida y se la escucha decir: ¡bienvenidos los juguetes sexuales! Mientras abre su caja y la apoya en una mesa en el escenario. «¡Creo que esta noche será larga y precisa!».

3 GEMINIS: DIVERSIÓN

Salimos del show y me sentí súper relajada, esa noche me acosté y no dejaba de pensar cómo con cada paso iba teniendo más sentido atreverme a explorar mi sexualidad.

Durante el show no me impacto tanto, pero luego que pasaban los días, me di cuenta que siempre pensaba que el hombre tenía que tener preservativos a mano, pude notar que de alguna manera los hacia responsable a ellos y también por mis propios prejuicios «porque voy a tener preservativos en mi cartera o en mi casa, van a pensar que soy una mujer fácil». Poco a poco todas esas creencias obsoletas se fueron cayendo durante estos días.

En esos momentos comprendí que tenía que dejar atrás esas viejas creencias. Cuando empecé a mirar para atrás, me di cuenta como el entorno influyo en mí: en la escuela, mis padres, la religión, todo fue marcando que las mujeres seamos más complacientes que activas. Y ahí encontré que esta es la razón de mi vergüenza, porque siento que estoy haciendo algo mal, lo que el mundo no espera de mí como mujer, es decir que salga con varios hombres solo para experimentar placer. Y cuando reflexiono pienso: «¡También debe ser por eso que muchos hombres no saben cómo satisfacer a una mujer!».

Retrocedí en el tiempo para recordar la historia en mi familia, como siempre fue el rol de las mujeres: cocinar, limpiar, planchar, ser madres y ocuparnos de la casa. Sin embargo para mí todo eso cambio, sin querer soy otro tipo de mujer: he vuelto a estar soltera, trabajo, mantengo y cuido mi casa, pago mis gastos, soy completamente independiente económica y emocionalmente de mi familia y también lo he sido de mi última pareja. Sin embargo aunque soy independiente de todo, soy presa de mis viejas creencias, de cómo tengo que comportarme con los hombres, de cómo ser como mujer en las relaciones de pareja y en la sexualidad. «¡Oh madre mía! ¡Acabo de darme cuenta de algo inédito!».

Cada vez que pensaba un poco más profundo, más miedos, más cosas ocultas salían a la luz.

De nuevo volví a los preservativos, porque también me pareció algo extraño, durante el show dos mujeres mencionaron que los hombres no querían usar preservativos y que ellas prefirieron no tener relaciones. Nunca lo había pensado, por eso volví a revisar mi historial y recordé que solo una sola vez conocí a un hombre y en el momento en que íbamos a tener relaciones, él no tenía preservativos, así que tome la decisión de irme. ¡Nunca me acostaría sin protegerme! No solía pensar demasiado hasta que Emilia lo menciono con lujo de detalles, podría contagiarme cualquier enfermedad.

A los pocos días de haber ido al show pase por la farmacia y aunque no fue tan cómodo, decidí comprar allí una caja de preservativos y tenerlos conmigo. «Quién sabe, quizás pronto los necesite o mejor dicho, ¡espero pronto necesitarlos!».

Durante toda la semana estuve pensando distintas estrategias de conocer hombres de una manera más sutil, no tan directa. Y no se me ocurrió mejor manera que contarle a Sofía de mi experimento. Inmediatamente dijo que tenía que bajarme una aplicación en mi celular, ella fue precisa: «dame tu celular que ahora te lo descargo y pronto vas a conocer a alguien». Durante el almuerzo me bajo la aplicación y subió mi foto y completo mi perfil. No tenía tanto conocimiento, pero ella simplifico mi vida: «mira haces clic en el corazón y listo».

—¿Así de fácil es conocer hombres ahora?

—¡Si, muy fácil! Solo te recomiendo que seas cuidadosa, que

siempre lo conozcas en un lugar público cuando lo veas por primera vez.

—Bueno, igual no creo que vaya a encontrarme con nadie. Es solo para saber cómo funciona ahora todo esto de las citas.

—¡Si, sí, claro! —dijo con tono irónico.

Ella siguió contándome sobre la aplicación, me pareció tan extraño conocer personas así, ¡Pero bueno! «¡Si me ayuda será fantástico!» pensé.

Prometí mirarlo en mi casa para aprender a usarlo. Terminamos de almorzar y continuamos con las reuniones. Esa semana nuevamente ¡Paso muy rápido! Cuando lo note, ¡Finalmente era viernes! Al final del día subo al ascensor y ¡Mágicamente ahí está el hombre del ascensor nuevamente! Instantáneamente lo miro y sonrió, lo saludo y vamos bajando los dos hacia planta baja. Solo tenemos un par de pisos y sin pensarlo busco conversación:

—¿Ya nos conocemos?

—No, creo que no. Nos hemos visto en el ascensor algunas veces, ¿Puede ser?

—¡Claro! Quizás es por eso que te recuerdo.

—Al fin viernes, ¿no?

—Sí, esperando el fin de semana.

Suena el ascensor y nos avisa que llegamos a planta baja, salgo, lo miro y respondo con un tono muy agradable:

—¡Que tengas excelente fin de semana!

—¡Igualmente!

Camino hacia la salida y me respondo irónicamente a mí misma: «¡Nooo!! Si ha sido espectacular conversación! ¡¿Qué tengas excelente fin de semana?! ¡Podrías haber preguntado si saldría el fin de semana!» ¡Por eso es que no eres buena levantando hombres!» Me dije a mi misma mientras reía.

Mi sábado comenzó muy silenciosamente, sin demasiado movimiento ni salidas, me desperté, me hice el desayuno y mientras miro una serie en la televisión, recuerdo que le dije a Sofía que revisaría la aplicación de citas. Enciendo mi celular y abro la aplicación, empiezo a deslizar fotos de hombres, algunos parecen muy jóvenes, marco cruz, porque ninguno me va parece atractivo, observo las fotos, en detalle cómo están vestidos, algunos escriben cosas como: Soy soltero, tengo 1.85 de altura «¡Que forma más moderna de conocer gente!»

¿Sera importante esto de que altura tiene? «¡Claro que sí! Si no, ¿para qué lo pondrían?». Todas las preguntas me las iba respondiendo yo misma sin tener la menor idea de que como funciona esto.

A lo largo de la tarde fui poco a poco animándome a presionar en el botón de corazón a unos pocos hombres, me parecía muy avanzado, y de pronto le doy un corazón a un hombre y me llega una imagen de que él también me había dado su corazón. Entro a mirar su perfil y decido esperar a que me escriba. Sigo practicando, ¡creo que casi ya lo tengo bajo control! miro y veo alguien que me parece conocido, vuelvo a mirar y ¡Ahora lo recuerdo perfectamente! ¡Es el chico del ascensor! Y ciertamente es chico, porque se llama Thiago y tiene ¡tan solo 27 años!

No estoy muy segura las edades que mi amiga me busco, pero creo que tendré que conversarlo para que lo solucione. «¡Ahora no sé qué hacer! ¡¿Le doy corazón?! ¿Y si me escribe?». Definitivamente saldría con él, pero nada serio. Es muy chico para mí. ¡Y bueno! Le doy un corazón, ¡total es solo un experimento! Presiono el corazón, cierro los ojos pensando que hare si él también presiono corazón. Abro nuevamente los ojos, miro mi celular y dice: ¿Quieres enviarle un mensaje? «¡¿En qué me metí?!».

Dejo el celular y me levanto a buscar agua, mientras converso conmigo: «No es nada, seguramente que no te hable y nunca sucederá nada».

Vuelvo a mi sillón y bajo el sonido de la televisión y suena mi teléfono, lo sujeto con un velo de misterio... presiono el botón y es un mensaje de la aplicación de citas, abro el mensaje y es Thiago, «¡Ahora sí! ¡¿Qué hago?!».

—Hola ¿Cómo estás?

—Bien, merendando ¿y tú?

Así comienza nuestra charla por la aplicación, que ya desde

el principio me genera mucha risa, porque me cuenta que está haciendo tres cosas a la vez. Conversamos durante dos horas hasta que en un momento de atrevimiento ¡Me invita a salir! me dijo que ayer cuando me vio en el ascensor le parecí muy simpática, él propone de forma muy entusiasta:

—¿Te parece si te paso a buscar en dos horas?

—¿En dos horas?

—Sí, ¿Tenes algún compromiso?

—No, ¡dale! ¿A dónde vamos?

—¡Es sorpresa!

—¡Que intriga! Me voy a preparar. —respondo.

Toca el timbre un poco más de dos horas después, abro la puerta y nos saludamos, me cuenta que se demoró conversando con sus amigos y que no los quería cortar.

—¡Que linda que estas!

Lo invito a pasar a mi casa, pasamos al living y pregunto:

—¿A dónde vamos...?

Mientras entra a mi casa, responde:

—¡Es sorpresa!

—Te pregunto para vestirme más acorde, ya que no sabía que vestir. —insisto.

—Está bien, saque entradas para el teatro.

—¡Me encanta!

Se acerca hacia mí y dice:

—Así como estas, ¡te ves preciosa!

Bajo la mirada sonrojada y respondo:

—Muchas gracias ¡me haces poner colorada!

—¿Entonces usted es tímida?

—¡Claro que si caballero!

Mientras se me acerca más y me susurra al oído:

—Tengo ganas de besarla en este preciso instante...

Lo miro y sonrío.

—¿Usted está seguro de lo que desea?

Me observa y se acerca más a mí para apoyarme en la pared, mientras sigue mirándome a los ojos, se acerca nuevamente a mi oído y dice:

—¿Le parece demasiado pronto? Podemos esperar el tiempo necesario...

Lo miro mientras sonrío por su elocuente conversación, ¡Este hombre se ha transformado en otro en unos segundos!

—Lo autorizo a besarme, pero por favor caballero hágalo bien. —expreso con una sutil sonrisa.

Él apoya sus brazos por encima de mi cabeza, hace una mueca con la boca sonriendo de manera seductora y luego apoya sus labios en los míos, siento como su lengua nada en la profundidad de mi boca.

Lentamente toco su torso, mis manos suavemente bajan para tocar su cintura y sus caderas mientras el acaricia dulcemente mi cabello, mis manos se derriten con cada sensación que me brinda su cuerpo. Nuestra temperatura sube y mis sensaciones se incrementan, él deja de besarme por un momento, aleja su rostro y pregunta:

—¿Lo hice bien?

—No estoy segura aun... ¿podemos probar nuevamente?

Dibuja una sonrisa en su rostro y se acerca de nuevo, esta vez va directo hacia mi cuello, apoya sus labios húmedos y comienza a besarme suavemente, de manera pausada va subiendo dirigiéndose hacia mi boca, se mueve hacia mi oído y me susurra:

—La función empieza en dos horas...

—¿O sea que es temprano aun?

—Así es.

—Perfecto, entonces me voy a vestir más acorde ¿me esperas?

—Sí, te espero.

Voy hacia mi habitación a cambiarme y al mismo tiempo que me reviso mi vestidor eligiendo que vestir, puedo notar que él me está observando, ¡espiándome! porque su curiosidad puede más... ¡Y decido darle una lección!

Me está mirando por el reflejo del espejo, así que camino lentamente empiezo a sacarme el jean y él me sigue observando sin perderse nada, acto seguido me levanto la blusa lentamente... y escucho:

—¿Necesitas ayuda? Respondo... ¡para hacer más rápido!

—No sé si podrás ayudarme.

—¿Puedo intentar?

—Bueno, pasa...

—A ver cómo puedo ayudarte...

Thiago entra a la habitación mientras estoy parada al lado de la cama frente al espejo, vestida con mi conjunto de lencería rojo, se acerca y me pide que me de vuelta, ambos nos vemos en el reflejo, él pasea su mirada en el espejo admirando todo mi frente, mientras me ayuda a desprender mi corpiño, nuestras miradas se encuentran en el reflejo del espejo, observándonos.

Él no deja espacio de mi cuerpo sin recorrer, respira intensamente en mi oído, al mismo tiempo que sus manos se deslizan por mi piel y puedo observar todo su recorrido, siento sus dedos como una brisa que roza mis caderas y casi mágicamente mi cuerpo presiente sus manos en mi pelvis, mis sensaciones se incrementan cuando él me toca por encima de mi ropa interior...

Él se vuelve más intenso, besa mi cuello y luego acerca sus dedos de la mano derecha a mi boca y los introduce en ella, luego los desliza hacia mi pelvis, ¡mi corazón late más rápido! más intenso, cierro los ojos y descubro el éxtasis: un instante de profundo placer egoísta y relajación total, ¡Donde el calor y la humedad no se distinguen! Sus dedos se convierten en plumas que acarician la sensibilidad de mi piel, instantáneamente por mi cuerpo corre una electricidad y en segundos, ¡Exploto de placer por dentro!

Luego de perderme por unos segundos, escucho que él dulcemente susurra en mi oído:

—Tendríamos que ir saliendo...

—Sí, también pienso lo mismo.

Me da vuelta y vuelve a besarme, sujeta mi mano y me quiere llevar al comedor, le respondo que espere, me acerco a mi mesa de luz y saco preservativos, me mira, sonríe, le vuelvo a dar la mano, vamos al comedor. Encuentra la mesa y me sienta encima de ella, se para frente a mí, me toma de las piernas y las sube a sus hombros, de pronto un shock de placer invade mi intimidad y me entrego por completo a esa experiencia avasalladora.

Puedo ver como el placer se expresa en su rostro y notar como ¡sus gestos se van intensificando! sus brazos y su pelvis se tensan, su transformación total segundos antes de llegar al clímax. Respira profundo, cierra sus ojos y luego su cuerpo se relaja.

Mientras los dos tratamos de recuperar el aliento, él mira su reloj y dice:

—Esta por empezar la función…

—¡Sí, me imagino que ahora sí!

—Igual vamos a llegar bien.

Entramos a la ducha y él comienza a contarme sobre esta obra que vamos a ir a ver, luego nos cambiamos y salimos.

A lo largo del viaje se explaya sobre su círculo de amigos del teatro, me cuenta que la obra es de unos conocidos de él. Al llegar entramos y saludamos a todos sus amigos y conocidos, prácticamente la mitad del teatro, nos sentamos cerca del pasillo, se apagan las luces y comienza la obra, los personajes salen y él feliz porque los conoce, me susurra al oído los nombres de ellos, me cuenta sobre los lugares donde los conoció. ¡Es un hombre muy conversador e inquieto definitivamente!

Comienzo sutilmente a tocarle la pierna, él me sigue hablando… lo toco más lento, sutil y lento, él me mira para explicarme como se hizo el escenario y nota que mi cara es otra, me acerco al oído y respondo:

—Me encanta todo lo que sabes ¿Siempre venís a este lugar?

Él me mira y me susurra al oído:

—En realidad es la primera vez que vengo, pero vi el mapa del teatro y te puedo ofrecer un tour ¿Quieres recorrerlo?

—Me gustaría, pero antes quisiera saber tu nombre.

—¡Justin! —mientras me extiende su mano.

—¡Un gusto, Jennifer!

Nos levantamos y él dice:

—Sujeta mi mano, yo te guio. —esquivando las luces, las escaleras y nos reímos.

De pronto se detiene…

—Señorita voy a mostrarle un lugar exclusivo del teatro, donde podemos conversar sobre el inicio y el fin de la vida ¿Le gustaría conocerlo?

—Sería interesante. ¿Es cerca? —pregunté.

—Sí, ¡aquí no más!

Me toma de la mano y me lleva directo a un camarín. Entramos y cierra la puerta con llave.

—¿Me creería si respondo que encuentro en usted una belleza única?

—Podría creerle. ¿Usted quiere que apreciemos la belleza interior o exterior?

—No, ¡no quiero que apreciemos nada! —susurra sutilmente en mi oído.

Él me besa apasionadamente mientras con mis manos desabrocho su cinturón, mis manos juegan por su entrepierna por encima de la ropa.

—¿Esto le gusta o prefiere continuar viendo la obra? —pregunte.

—¡Podemos ser creadores de nuestra propia obra! ¡Aquí y ahora! todo depende de cuanto haya ensayado como actriz. —exclama.

Primero nos reímos por nuestra elocuente y divertida conversación, ¡que parece sacada de un guion de teatro! Y luego nos besamos apasionadamente, froto mi cuerpo contra el suyo y puedo sentir el calor que emana entre nosotros. Durante esos segundos, mi deseo de satisfacerlo va en aumento y mis manos hacen que él se rinda al placer, aunque no necesito saberlo, él segundos después dice:

—¡Me fascina!

Sé cómo hacer para que sus sensaciones se acrecienten y sean más intensas y lo hago. Luego observo su rostro para ver cómo se siente, ¡él se ve aún más dichoso!

Sus manos se alborotan y empieza a recorrer mi cuerpo, en el camino descubre que por debajo de mi vestido estoy cerca de mi clímax, me susurra:

—Tu cuerpo dice que esto te está gustando...

—Te saliste del guion, estábamos en el tu...

Sonríe y dice:

—Pido disculpas señorita, por un momento olvide el guion.

Sonreímos y caemos rendidos en ese sillón, ambos nos entregamos por completo a descubrirnos y sorprendernos de lo inesperado. Nos atrevemos a ver nuestros cuerpos con deseo, pasión y desenfreno.

Hemos fusionado nuestra energía y está viajando a toda velocidad por nuestra sangre, los dos podemos experimentar como nuestras pasiones dormidas están siendo despertadas. Nuestro guion, cuerpo y mente se disuelven y juntos ¡vivenciamos el éxtasis!

Quedamos rendidos tratando de respirar nuevamente, cuando él dice:

—¡Usted es una muy buena actriz!

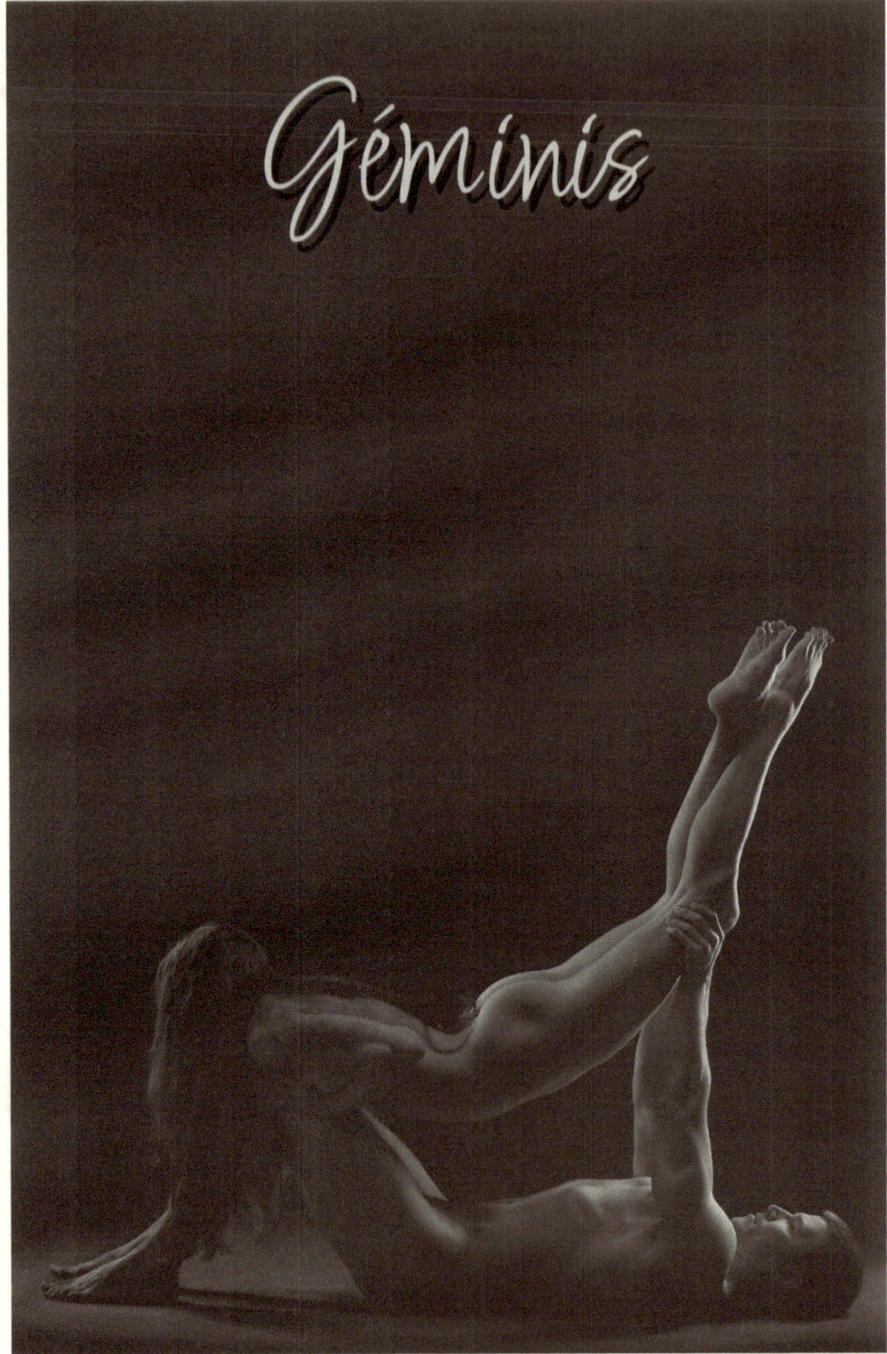
Géminis

4 TAURO: PLACER

¡Thiago! desde su nombre hasta su comportamiento me dio la sensación de que estaba viviendo mí tiempo de una manera muy juvenil ¡Pero me encantó! Aun teniendo algunos prejuicios sobre su edad y el hecho de trabajar en el mismo edificio, su personalidad ligera me dio la comodidad que necesitaba para vivir esos momentos.

Sí me quedaron dudas sobre como reaccionara cuando lo vuelva a ver o si tal vez quisiera volver a llamarme, pero por su elocuencia y galantería, no creo que sea el hombre que se involucra demasiado. Me parece que tiene más experiencia en citas. Y tomo muy natural lo del preservativo, por lo que creo que es muy inteligente a la hora de vincularse. De todas maneras pensé que dejare que todo fluya, si me escribe veré que contesto y si lo veo en el ascensor probablemente sea un asunto despreocupado como se muestra él.

Además el hecho de que lo conociera desde antes facilito muchísimo que no tenga que encontrarlo en un lugar público como me había dicho Sofí.

Durante toda la semana no lo cruce ni tampoco me escribió. Así que me sentí muy cómoda y aun no tuve que lidiar con ese momento. «Probablemente así se manejan los más jóvenes ahora» pensé.

Los días pasaron muy rápido, hoy ya es jueves y había terminado de prepararme para ir a la oficina, cuando recuerdo que Sofí me dijo que hoy iríamos a un after office, así que elijo vestir zapatos más cómodos y llevar mi cartera tamaño xl, porque será un día largo.

Llegue temprano y trabaje sin parar durante todo el día, no tuve tiempo de relajarme. Recién al final de la tarde es cuando me detengo en el pasillo y noto que esta Sofi allí mirándome, mientras me acerco, ella dice:

—¡Hoy es el after! —mira su reloj— Ya son las seis.

—Paso por mi oficina y te encuentro en la puerta en 10 minutos. —respondo.

—Perfecto, ¡te espero!

Pasados los 10 minutos, llego y ahí está ella; preparada con sus tacos rojos y su largo tapado a tono.

Durante el camino al bar que se encuentra a tres cuadras de nuestra oficina me cuenta que se está escribiendo con un hombre a través de una aplicación, que parece muy amable, pero que su pasado no la termina de convencer, porque tiene dos hijos y ex esposa.

—¡Espero esta noche tener más suerte! —exclama.

—¿Si?... ¿venimos a conocer hombres?

—¡No, para nada! —responde con tono irónico.

Al entrar al bar nos damos cuenta que todas las mesas están llenas, el único lugar que está libre es la barra, ahí encontramos más espacio, nos sentamos y elegimos dos tragos. En cuanto empezamos a conversamos sobre nuestra amiga en común, vemos como lentamente se nos acercan dos caballeros de gran estatura, se sientan cada uno de ellos al lado de nosotras y comienzan a hablarnos...

El que se sentó a mi lado, se presenta:

—Hola ¿cómo estás? Soy Adam —mientras me extiende su mano.

—¡Un gusto Adam! ¿Qué tal? Soy Amanda.

—¡Un gusto! —responde con una sonrisa mostrando su boca perfecta y con un tono muy seductor.

Me pregunta a que me dedico, rápidamente intercambiamos una charla trivial hasta que de pronto en el medio de la conversación dice:

—¡No te imaginaba tan simpática!

Instantáneamente me sonrojo y respondo:

—¡La vida te puede sorprender!

Sonrío y le confieso que me encantan sus ojos color esmeralda, su sonrisa lo dijo todo, ¡Tuvimos química inmediatamente!

Luego de dos tragos y de intercambiar varios cumplidos, me invitó a cenar el sábado. Me dijo que me pasaría a buscar a las ocho. Me preguntó qué comida me gustaba para elegir un buen restaurante. Fascinada por su gesto, respondo:

—¡Sorpréndeme!

Regrese a mi casa con la certeza de que él es el hombre perfecto para iniciar mi experimento, «¿Aunque teóricamente lo hice con Thiago?». Por lo pronto decidí olvidarme de su mensaje, probablemente sea el hombre típico que te dice te llamo y del cual nunca más Tenes noticias.

Habían pasado dos días y era sábado, estaba mirando desde mi cama mi serie favorita, cuando mi celular suena y era un mensaje:

—¡Te voy a llevar a un lugar que te va a encantar! Me lo recomendaron mucho.

«¡Oh! ¡Claramente hablaba en serio!». ¡Era el!

Inmediatamente volvieron mis pensamientos habituales: quizás es mejor conocerlo… y de pronto como nunca antes me encontré diciendo: ¡No!… teníamos un plan ¡No lo cambies! Así que decidí que solo saldría con el unas pocas salidas y nada más.

Vuelvo a mirar el celular y me doy cuenta que eligió un restaurante divino pero que no conozco, me contó que tiene muy buenas recomendaciones sobre la comida y el ambiente.

Luego de conversar por un largo rato, arreglamos la hora y propone pasar a buscarme, voy eligiendo que vestir. Encuentro mi vestido favorito y unos zapatos que hacen juego, busco mi maquillaje y ¡En unos minutos estoy lista!

Él llega, se baja de su auto y me espera en la puerta, al abrir enseguida huelo su perfume, ¡Es delicioso! Su rostro dibuja una hermosa sonrisa y dice:

—¡Te ves preciosa!

—¡Muchas gracias, tu perfume es delicioso! —respondo

mientras le devuelvo la sonrisa.

—¡Gracias! ¿Vamos?

Asiento con mi cabeza, caminamos hacia el auto y el abre la puerta, nos acomodamos y mientras viajamos le pregunto sobre el restaurante, me cuenta que no lo conoce, pero que es muy cerca y con un ambiente muy cómodo:

—Tiene una excelente cocina, un ambiente único, aromas increíbles ¡Es una deliciosa experiencia!

—Debe ser muy exclusivo.

—¡Así es!

Observo su mano y tiene un increíble reloj:

—Me encanta, ¡Es precioso!

—Sí, fue armado a pedido, lo diseñe yo.

—¡Que buen gusto!

—Fue difícil, tenía que esperar a que se terminara de armar y finalmente llegó hace dos semanas.

Lo acerca a mi mano para que lo pueda observar mejor y puedo ver cada símbolo:

—¡Luce increíble! Y además tiene detalles muy finos.

—Sí, ¡La verdad es mejor de lo que lo había imaginado!— responde mientras esboza una sonrisa de lado.

Puedo observar que estamos llegando, entramos al estacionamiento y nos espera la persona que lo va a estacionar, bajamos del auto y entramos a la recepción.

El lugar es soñado, tiene magia en todo su alrededor: desde el mirador desde el cual se puede apreciar el rio de fondo, pasando por la presentación de las mesas y todo el ambiente al estilo francés, el maître nos da la bienvenida con un tono muy cálido y nos lleva hacia nuestra mesa ¡Con una vista increíble! El lugar es muy íntimo y con luces tenues.

Nos sentamos y miramos la carta, todo nos parece delicioso.

—¡No sé qué plato elegir! —exclamo.

—¡No te preocupes! ya lo resuelvo.

Cierra la carta y haciéndose cargo de la situación le pide al maître para los dos, luego dice:

—Confía en mí.

—¡Así lo hago! ¡El experto eres tú! —respondo.

—Ordene una combinación deliciosa.

—¡Estoy segura que si lo será!

Se acerca el mozo y nos sirve un vino increíble desde su aroma hasta su textura. Probamos los tartines que le recomendaron, se desarmaban en nuestra boca, cada detalle era la combinación perfecta de sabores.

Mientras nos deleitamos, él me cuenta como descubrió la cocina francesa y el maridaje ideal para combinar la comida junto al vino.

Cuando ve que estaba acercándose el mozo con el primer plato, Adam me pide que cierre los ojos. Los cierro y dice:

—Abrí la boca. —y acto seguido, introduce un bocado en mi boca. Una textura que nunca había degustado. Él susurra:

—¡Es blanquette de veau!

«Me siento asombrada: él es inteligente, sabe tanto de comida y ¡Es tan atractivo!».

—No sé ni que es pero ¡Cuando lo dices tú suena tan bonito!

Después de muchas carcajadas llego el momento de probar el postre: Crème brûlée, ¡No puedo describir el manjar que mi boca deleita! es una crema dulce con una capa crocante por encima, ¡Se pierde en mi boca! Empezó como un chiste pero terminamos comparando los siete pecados capitales con la comida. Toda nuestra cena transcurrió entre risas por nuestra lujuria gastronómica, elaboramos nuestro top de los 7: ¡Crème brûlée es la gula!

Terminamos esta maravillosa cena y me lleva hacia mi casa. Bajamos del auto y se acerca para saludarme antes de entrar, me sujeta de la cintura y con su mano me toca el pelo mientras me besa ¡Es muy tierno!

Al irse, se despide:

—¡Mañana te escribo!

—¡Dale! mañana hablamos.

¡Me acuesto fantaseando que más pasara! Al día siguiente recibo un mensaje de él, me pregunta que tengo que hacer mañana a la noche, le respondo que no tengo planes por el momento y me propone ir a cenar a su casa, su chef favorito nos preparará una cena romántica, le respondo que me encanta. Desde ese momento no dejo de pensar cómo será el encuentro.

Llega el día y estoy un poco nerviosa, claramente hoy tendremos sexo, pero no tuve mucho tiempo de hacerle preguntas, simplemente una cosa llevo a la otra y pareciera que esta noche va a ser la noche, este hombre me conecta con el placer y mis sentidos. «Definitivamente tengo que degustar a este hombre en la cama».

Sin saber qué ponerme para nuestro encuentro. Abro mi vestidor y ahí está mi body de encaje favorito, así que decido que es lo voy a llevar puesto esta noche, busco un jean, una blusa, mis tacos y estoy lista. Adam mide 1,95 por lo que siempre es mejor cuando uso zapatos con tacos altos.

Me maquillo y me pongo mi perfume favorito. Miro el reloj y noto que llega su auto, tomo mi cartera y salgo y él dice:

—¡Me encanta tu perfume!

—¿Te gusta?

—¡Me fascina! —responde.

Él siempre observando cada uno de los detalles.

Subimos al auto y comienza a contarme que el chef que nos va a cocinar es italiano, el amigo de su mejor amigo, le está dando clases de cocina, y aunque puedo imaginar que podríamos cenar, Adam dice:

—No es lo que parece ¡Te vas a sorprender!

—¡Como tú digas! —exclamo con una sonrisa.

Llegamos a su casa y subimos al primer piso. Su cocina es completamente amplia y se encuentra perfectamente iluminada por el balcón que llena de luz todo el interior. Cuando salimos desde la cocina al balcón puedo observar que abajo esta su precioso parque verde: lleno de flores y árboles. ¡Es bellísimo!

Y allí nos espera Guido, quien será nuestro chef, me lo presenta y él nos indica que esta todo en preparación, nos sentamos en una mesa que está lista para nosotros y desde donde podemos observar la naturaleza, Guido se acerca con un vino, sirve en la copa de Adam, la degusta y luego me sirve a mí.

—¿Te dije que te ibas a sorprender?

—Sí, ¡Me dijiste! ¿Por?

—Te voy a enseñar algo, ¿quieres?

—¡Dale!

—¡Cerrá lo ojos!

Cierro mis ojos y escucho que Guido viene y apoya algo sobre la mesa y se va.

Me dice:

—¡Mantén los ojos cerrados!

Aunque me siento extraña, obedezco. Adam dice:

—Voy a acercarte esto cerca de la nariz para que puedas sentir el aroma.

Inhalo y siento como una abundancia de fragancias y especias invaden mi nariz, ¡Un aroma increíble! Él dice:

—Ahora sí, ¡abrí la boca!

Sigo sus palabras, mi paladar siente algo tibio, como si un trozo de masa se abriera y el relleno se dispersara en mi boca, siento varios sabores, parece: queso, verduras y algo más, mientras degusto la mezcla de aromas y texturas, él dice:

—Es enchilada, un plato típico mexicano.

Abro los ojos y lo veo degustando a él y me río. Luego dice:

—Ahora tomá la copa de vino, percibí su aroma, luego degústalo y decime que sensaciones te genera...

Hago todo el procedimiento: primero huelo, luego lo tomo y siento como todos los sabores se combinan en mi boca, cierro mis ojos para intentar concentrarme en esos sabores. Él me mira y se ríe...

—¡Aprendiste rápido!

—Tengo un buen maestro.

—¡Así parece! ¿Hace mucho lo conoces?

—No, hace poco, pero me enseño bien.

Mientras saboreamos el plato, me cuenta qué combinaciones está aprendiendo a hacer y promete cocinarme él la próxima vez. Veo que Guido vuelve a hacerle una seña y directamente ya cierro mis ojos.

—¡Entendiste el funcionamiento a la perfección! —dice

mientras el lanza una carcajada.

¡Uuups! Mientras tapo mi boca con mis manos.

—Pensé que me iba a tocar a mí ahora. —expresa.

—¿Abro los ojos? —pregunto.

—No, esta noche es una noche especial para ti.

«¡No puede ser más tierno!» pensé.

Vuelvo a sentir los aromas, siento que me estoy enamorando con la comida y todavía queda el postre. Terminamos la cena, Guido nos saluda y le agradecemos los manjares mexicanos que nos hizo. Nos sentamos nuevamente y estando cerca de él, le toco la cabeza, mientras respondo:

—¡La cena estuvo exquisita!

—¿Te gustó?

—Sí, ¡Tenes muy buen gusto!

Me acerco y le doy un beso en el cuello. Me mira con esos ojos tan lindos y tiernos y es imposible resistirme a darle otro beso.

—¿Recuerdas que te mencione lo de mis cuadros?

—¡Sí! —respondo.

—¡Vamos que te los muestro!

Se levanta y empieza a caminar hacia un pasillo y voy detrás de él, al lado de la cocina hay un espacio muy similar a una mini galería de arte. Me pregunta qué música me gustaría escuchar y respondo «Soul» en unos segundos mientras mira su celular comienza a sonar la música de fondo. Empezamos a recorrer el pasillo y me muestra cada pintura, me cuenta que son de arte minimalista, recorremos 7 bellísimas pinturas, cuando por fin llegamos a su favorita al final del pasillo: Un toro en colores atípicos y formas exóticas, él dice:

—¡Lo vi y dije es para mí!

—¡Es muy singular! Sus tonos son extraordinarios.

—Definitivamente.

Seguimos el recorrido y llegamos al final de su galería con las copas en la mano, puedo ver otro maravilloso balcón, en su habitación todo está tan en armonía que se ve muy cómodo, nos miramos y dejamos las copas:

—Necesito probar esos labios. —respondo suavemente con

ganas de besarlo apasionadamente.

Me enciende su forma de ser; es suave y dulce y cada vez que habla el sonido de sus palabras es tan atractivo; me acerco y lo beso, despacito vamos llegando a la cama y él se recuesta en la cama y lo sigo besando mientras me acomodo encima de él. Su cuerpo es otra delicia que tengo ganas de degustar por un largo rato. Acaricio su pelo mientras él me acaricia la espalda, baja sus manos por mi cintura, siento que levanta mi blusa para deslizar sus dedos por mi espalda, y bajan... ¡Lento y suave!

—¿Te gusta? —Susurra suavemente al oído.

—Sí, ¡me encanta!

Me toma de la cintura, me recuesta a un costado y dice:

—Ya vuelvo.

—Bueno, te espero.

Mientras se levanta y se pierde en el vestidor. Cuando regresa viene con una sonrisa y algo en la mano, lo miro ¡Y no puedo creer el bombón que es!

Mientras se acerca lo observo detenidamente; tiene unos abdominales marcados perfectos, unos ojos bellísimos, ¡Su sonrisa que es digna de un comercial! y como si esto fuera poco... ¡Tiene una espalda impresionante!

Estoy boca arriba acostada en la cama y el camina lentamente hacia mí, dejándome que me deleite al verlo caminar. Me sujeta de los pies y me saca los zapatos, luego sigue subiendo y me saca el jean, y con sus manos que van paso a paso se acerca a mi torso y me saca la blusa. Se queda unos segundos observándome y veo en sus ojos, que la comida no fue suficiente, ¡Creo que voy a ser su segundo postre!

Me sujeta de la cintura y me pone de espaldas y mientras él toma la crema que trajo de su vestidor, cierro los ojos y siento como empieza a ponerme crema y a hacerme masajes en mis pies y va subiendo lentamente por mis piernas, percibo una leve sensación de calor y una deliciosa fragancia a jazmín, sus manos cada vez se ponen más intensas, comienza a subir y mi body le da poco espacio para masajear algunas zonas, así que me hace masajes en el cuello y me vuelve a dar vuelta.

Todo sucede en cámara lenta, mientras estoy recostada boca arriba, él se sube encima de mí, me observa, me toca el pelo y me mira a los ojos.

Sin dudar me acerco a su cuello y comienzo a besarlo, tengo un deseo intenso de sentirlo con cada espacio de mi cuerpo, mi boca lo busca y él responde.

Apoya su pelvis en la mía, ya estoy entrando en calor... noto que sus manos buscan la crema nuevamente.

Se separa de mi boca y vuelve a bajar... mi respiración se vuelve más intensa, sus manos de manera sublime recorren mis piernas, con él todo sucede en cámara lenta.

Muy sutilmente abre la parte baja de mi body, siento su mano y una sensación de calor invade mi pelvis, las yemas de sus dedos caminan hacia mi abdomen y con un camino en círculo divagan por mis pechos, ese recorrido lento de sensaciones me hacen suspirar de placer.

—¿Qué es lo que más te gusta? —Susurra mientras termina de sacarme el body...

—¡Esto! —mientras toco sus pectorales suavemente y él sonríe. ¡Estoy ardiendo de deseo! Pero creo que él puede estar con estos mimos para rato.

Me toma de la mano y nos levantamos de la cama, aprovecho para sacarle la ropa, primero levanto su remera y luego lo beso, mientras con mis manos desabrocho su pantalón. Él abre el cajón de su mesita de luz y saca una caja de preservativos, me da un beso y lo llevo de la mano para el balcón. Se apoya en el balcón y mientras con su boca rompe la caja de los preservativos, bajo al suelo y lo miro, el me da el preservativo y se lo coloco.

Decido besarlo recorriendo cada detalle de su pelvis, siento un fuego que quiero compartir con él, en esos momentos mi boca se funde su cuerpo y allí puedo comprender como vive el placer, todo su ser responde ante mis besos, de una manera silenciosa me hace saber que lo que hago le gusta.

Levanto mi mirada para observarlo, él está perplejo, le respondo que cierre los ojos, ¡Aunque sé que le encanta verme! cierra sus ojos y mi lengua se mueve cada vez más suave y más húmeda.

Escucho como su respiración comienza a ser más intensa, sus músculos se contraen y mis manos lo acarician de manera muy sutil cuando él nuevamente abre los ojos, los dos sentimos como el calor nos está consumiendo. Él dice que le encanta y que ahora quiere cambiar de posición. Me levanto y me pide que mire hacia el parque y me sostenga con mis manos del balcón.

Me sujeta con una mano desde mis caderas mientras desliza suavemente su otra mano hacia mi pelvis, comienza a jugar con sus dedos y descubre como solo el roce de ellos con mi cuerpo, humectan toda nuestra piel.

—Quiero que sigas disfrutando. —susurra dulcemente en mi oído.

¡El me hace sentir la mujer más deseada del planeta! La intensidad de su cuerpo y su mano me hace saber que pronto mi cuerpo comenzara a temblar...

—Estoy por...

—Llegamos juntos... —interrumpe.

En ese instante siento como sus brazos se ponen más tensos y nuestros cuerpos tiemblan de placer ¡Los dos respiramos intensamente! ¡Y así! ¡Llegamos juntos en el mismo instante!

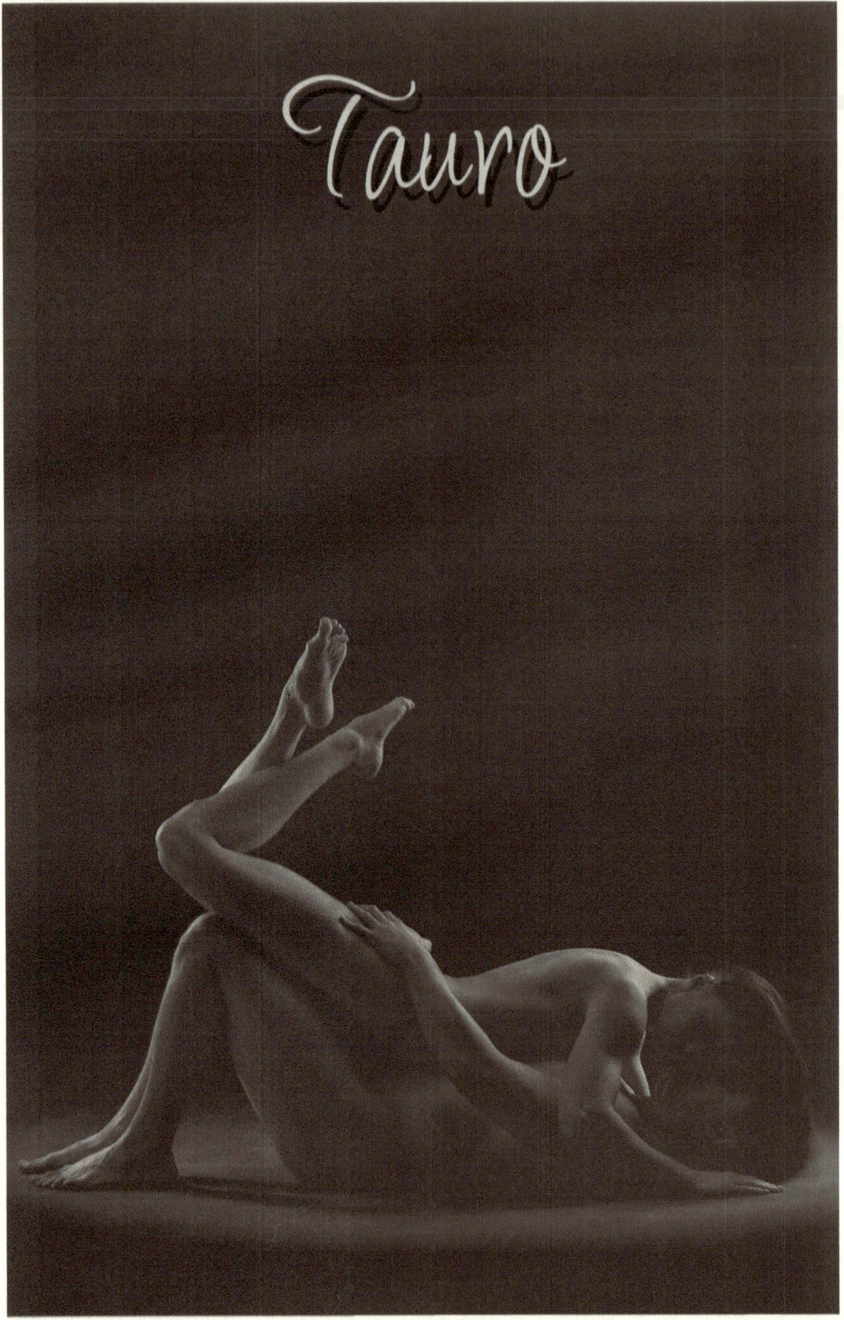
Tauro

5 CÁNCER: CONEXIÓN

No podía olvidar aquellos momentos vividos con Adam, me había dado cuenta que nunca había sentido tanto placer a través de todos mis sentidos y ni tampoco había conectado conmigo misma durante todo el sexo. Él ayudo a despertar el placer dentro de mí, con cada bocado, con cada momento me unía a lo que sentía, fue una experiencia donde me entregue completamente al presente, sin pasado ni futuro.

Ya habían pasado 10 días y seguía recordando cada instante, sin embargo, fiel a mi experimento, decidí dejar pasar la oportunidad de verlo nuevamente y ver que nueva experiencia me llegaría, estaba abierta a experimentar pero no quería apresurarme, justamente Adam me enseño que lo bueno toma lleva su tiempo.

Ahora estaba comprendiendo un poco más el significado de conectar con mi cuerpo: tocar suavemente mis manos, mi piel, de escuchar cada sonido y dejar llevarme por él, de sentir el sabor en mi boca y como juega con cada espacio de mi lengua y mi paladar, percibir como el aroma penetra en mi nariz e invade todos mis sentidos.

Estos días solo estuve conmigo misma, sin salir con más hombres, me dedique a estar en armonía y de darme no solo amor a través de mis sentidos, ¡Si no también de darme placer!

Decidí esperar a que aparezca alguien nuevamente y no lanzarme en la búsqueda, los días fueron pasando y llego el momento de mis vacaciones. Había esperado durante bastante tiempo, así que estaba feliz de poder viajar a mi casa en la playa.

Una vez armadas las valijas, salí con destino Pinamar, el mar me esperaba. Solo cinco horas me separaban de ese momento así que emprendí viaje. Encendí la música y comencé a cantar, cuando menos lo pensara ya habría llegado a destino.

Me tomo un poco más y luego de seis horas, llegue a mi casa, entro, dejo las valijas y lo primero que hago es ir al mar, la conexión con la arena es un cambio completo a mi vida en la ciudad.

Dispuesta a pasar unos días relajados, llame a mi amiga para decirle que viajaba y nos reunimos esta tarde, ella me confeso que ya tiene una fiesta organizada. Emma fue siempre la más sociable del grupo y por lo pronto en dos días será la reunión de sus amigos, así que veremos con que novedades me sorprende, definitivamente tiene muchas noticias para contarme.

Al llegar la tarde Emma me cuenta que la fiesta que organizo es con sus amigos y compañeros de literatura, que habrá muchos chicos y chicas y que me presentara a alguien para que me ayude en mi búsqueda de libros.

Dos días después llego a la reunión, como siempre la casa estaba llena de personas, entro, la saludo y me paro cerca de la chimenea, al mismo tiempo que estoy buscando algo para beber aparece Emma y me lo presenta a él: ¡Un bombón!

—Él es mi amigo Milo que te conté que vive a unas cuadras ¿Te acuerdas?

—Sí ¡claro! Un gusto, ¿cómo estás Milo?

Mientras me acerco y le doy un beso en el cachete.

—¡Bien! y ¿tu? —responde.

—¡Bien! ¿Vivís aquí?

—No, vine de vacaciones. Estoy un poco conociendo la zona, Emma me conto que estabas cerca.

Mientras mi amiga levanta la mano y llegaron otros conocidos… y se va a saludarlos, el responde:

—Sí, ¡Estoy cerca! ¿Qué tal el lugar? ¿Te gusta el mar?

—Sí, ¡Adoro el mar! Verlo y escucharlo me relaja muchísimo.

—¡Tal cual!

—¿Y hace cuanto vivís aquí?

—Hace 5 años, me vine también de Buenos Aires, la vida aquí es muy diferente.

—¡Definitivamente! creo que el cambio de lugar es muy beneficioso.

—Tú ya conoces todo me imagino.

—¡Digamos que sí! ¿Por?

—Tengo algunas dudas de dónde comprar algunos libros y Emma me dijo que quizás tu sabias.

—¡Si, conozco un montón! ¿Buscas alguno en especial? —pregunta.

—No, estoy por innovar en la lectura pero no sabría por dónde empezar.

—¡Qué lindo! ¿Qué género te gusta? —interroga.

—Sí, en realidad empecé a escribir hace unos años novelas románticas, ahora estoy ampliando al género de suspenso, me encanta leer.

—¡A mí también me gusta! Pero no escribo.

—Bueno cuando quieras te puedo mostrar mi último libro y a cambio me podes enseñar donde comprar —respondo sonriendo.

—¡Claro!

—¿Cuándo crees que me puedes acompañar? —pregunto— Si no es molestia.

—¿Mañana te parece bien?

—¿De verdad? Sí ¡Claro! Cuando me digas inmediatamente vamos. —contesto un poco ansiosa.

—¡Pareces desesperada!

—Sí ¡Tenes razón! Es que amo leer y ahora que estoy aquí con tiempo libre, la lectura me conecta con este lugar.

—¡Perfecto! mañana si quieres podes pasar por mi casa y te acompaño, están cerca de ahí y también te explico donde podes encontrar más variedad y algunos que son de autores independientes.

—¿Y cómo sabes tanto de estos lugares?

—Antes trabajaba con mi familia en eso.

—¡Ah claro! Con razón Emma me dijo que sabrías más.

Vuelve mi amiga y dice que me quiere presentar a unos amigos que también escriben, me pide si la acompaño, miro a Milo y respondo:

—Mañana a las diez que este en tu casa ¿Te parece bien?

—Sí, ¡Dale! a esa hora te espero, Tenes la dirección ¿no?

—Sí, ¡Mañana estoy ahí!

Lo saludo y me voy con Emma. Me presenta a sus amigos, charlamos durante una hora y luego me despido para irme a mi casa. Al llegar a la puerta Milo está allí y me pregunta:

—¿Salís?

—Sí, ya me estoy yendo a mi casa.

—¿Y tú?

—Sí, ya es un poco tarde para mí, ¡Voy a descansar!

—Si quieres vamos juntos, mi casa queda cerca de la tuya. —insinuó.

—Dale, vamos.

Comenzamos a caminar por la playa, nos descalzamos para tocar la arena mientras él me cuenta sobre los libros que colecciona: conserva las novelas de su madre, críticas literarias del padre y otro conjunto familiar de arte que viene de sus bisabuelos...

—¡Son todos artistas! —expresé.

—Sí, les gusta mucho la literatura y el arte en general.

—¡Que interesante! hay muchas formas de expresión.

—¡Es verdad! Pero todos también tenemos diferentes talentos.

—Definitivamente —contesto.

Veo que estamos llegando a mi casa y respondo:

—Esta es mi casa.

—¡Que linda! parece grande.

—Sí, es grande y lo mejor es que esta frente al mar ¡Eso es sin dudas lo más bonito!

Me paro enfrente de él, lo miro y respondo:

—¿Entonces mañana nos volvemos a ver?

—Sí, mañana te muestro esos lugares.

Me acerco y le doy un beso... en su cachete pero muy cerca de su labio, a penas de costado, rozo su labio y él se queda perplejo y hace media sonrisa.

Me alejo y lo saludo. Empiezo a caminar derecho a mi casa, llego a la puerta y lo saludo, el me hace un gesto con la mano.

¡Es el hombre más dulce que conocí! Voy a dormir pensando en lo que tengo que comprar mañana y en lo guapo que es. «Creo que tengo nuevo candidato».

Despierto y veo como una gran luz llega a mi cama, mis oídos escuchan el sonido del mar, miro la hora y son las nueve, me da tiempo a prepararme antes de salir. Desayuno, me baño y estoy lista. Son cinco cuadras las que me separan de la casa de Milo.

Salgo hacia su casa, llevo dos libros para mostrarle, son muy nuevos pero quiero conocer su opinión.

La llegar toco a su puerta, el abre con una sonrisa:

—¿Cómo estás? —pregunta.

—¡Muy bien!

—Adelante, pasa.

Entro a su casa y le extiendo mi mano con los dos libros, y respondo:

—Mis libros, lo que te prometí.

—Gracias, prometo que los leeré.

—Me encantaría escuchar tu opinión.

—¡La tendrás!

—¡Excelente! Igual es sin apuro.

—¿Estas lista?

—Si ¿vamos?

Salimos camino a las librerías y espacios artísticos, caminamos toda la mañana, me enseño las más conocidas de la zona y algunos lugares sobre distintas exposiciones de arte. El conoce todos los lugares, incluso los de contenido independiente.

Ya está llegando el mediodía y los dos tenemos ganas de comer algo, él propone:

—Podemos comer por aquí o podemos ir a comer a mi casa, compre algunas cosas que tenía ganas de degustar, pero no sé si Tenes planes más tarde.

—¡Para nada! había reservado todo el día para poder definir

esto.

—¿Cocinas? —pregunto.

—¡Sí, por supuesto! Cocino muy rico.

—Entonces vamos a tu casa, estoy un poco necesitada de comida casera—exclamo con una ligera sonrisa.

—Dale vamos, tendríamos que comprar algún postre ¿unas frutillas?

—¡Perfecto! —respondo.

De camino hacia su casa paramos en una verdulería y compramos frutillas y crema, prometo prepararlas. Él no se niega.

Llegamos a su casa y me señala que podemos dejar las cosas en el sillón, dejamos todo ahí y vamos a la cocina, que por cierto tiene un ¡súper ventanal que da al mar!

Empiezo a lavar las frutillas y él saca de la heladera las cosas para preparar el almuerzo, mientras respondo:

—¡Que preciosa vista Tenes!

—¡Sí es preciosa!

—¿Usas este espacio para almorzar?

—Sí, siempre que puedo. Arriba tengo una pequeña terraza a donde también suelo ir cuando tengo más tiempo.

—Me imagino ¡Es maravilloso!

—Sí, es muy distinto a la vida de Buenos Aires.

—Sí, lo sé. Uno se acostumbra mucho a los edificios.

—¡Así es! Escape un poco de eso…

Termino de hacer la crema y sirvo dos copas de vino mientras desde mi celular elijo una pista de música, dejo el celular en la mesa, me acerco a Milo y le alcanzo su copa:

—Aquí Tenes.

—¡Gracias! ¡Ya está todo listo! Solo tenemos que esperar un poquito que se termine de cocinar.

—¡Perfecto! Prueba el vino y dime que te parece.

Lo prueba y responde:

—¡Que delicia!

Me acerco aún más y respondo:

—¿Esto qué es? —mientras tomo un frasco con color rojizo.

—Pimentón.

—¡Que interesante! ¿Y este?

—Azafrán ¿El que se pone para el arroz amarillo? —Afirma.

—¡Ah! ¡Claro!....

Él tiene su cadera apoyada a la mesada de la cocina, me acerco adelante suyo, pongo mi boca cerca y tomo otro frasco y pregunto de nuevo:

—¿Y este?—mientras mi boca está a escasos centímetros de la suya. Lo miro a los ojos y el acaricia suavemente mi rostro, sonrío y mientras nos miramos siento una completa conexión de intimidad. Él solo me deja ver una leve sonrisa.

Lo beso y él me sigue el juego, su lengua es la más juguetona, quiere recorrer toda mi boca, dejo el frasco y lo tomo de su cuello, cruzo mis brazos en su cuello, él apoya sus manos en mi cintura, lo siento realmente muy tímido pero lo sigo besando de forma profunda.

Suavemente bajo mis manos y toco su espalda, él me observa y lo miro con una mirada muy penetrante.

—¿Tenes hambre? —pregunta mientras sonríe.

—Sí, ¡Mucha! —respondo mientras con mis ojos recorro su torso— Muerdo mis labios y —pregunto— ¿falta mucho?

—No, no falta mucho me contesta.

Lo vuelvo a besar y el muy tiernamente acaricia mi cintura, muy sutilmente se deja llevar.

¡Y en eso escuchamos un sonido! es la cocina, él se acerca a la olla y dice:

—¡Efectivamente! la comida esta lista.

Nos sentamos, mientras él sirve los plato, sirvo un poco más de vino y charlamos.

—¡Las pastas están deliciosas! —acoto.

—¿Si? ¡Qué bueno que te gusto!

Terminamos de comer las pastas y busco las frutillas, nos servimos y cuando me vuelvo a sentar comienzo a acariciar con mi mano su pierna. Él me mira y sigue poniendo crema en nuestras frutillas. Con su mano toma una de ellas, la llena de crema y me la acerca a mi boca, la muerdo y luego él acerca su boca. Beso su boca y luego me da el otro resto de frutilla, combinamos los besos con las frutillas.

Nos levantamos y llevamos los platos a la cocina, los pone en la bacha y respondo:

—Deja que lavo, tú cocinaste.

—No, deja que después lavo.

Insisto, y comienzo a lavarlos.

Él se para al lado mío y me mira, lo miro y me acerca otra frutilla con crema, abro mi boca mientras sigo lavando.

—¡Amo las frutillas! —respondo.

—¿Ah sí? tengo más.

—Creo que me voy a llevar las que no comamos —respondo sonriendo.

Él se va hacia la heladera, escucho que revisa todo y saca algo pero no llego a ver que es, viene por detrás de mí y dice:

—¡Cierra los ojos!

Cierro los ojos y él dice:

— Abrí la boca ¡Proba esto!

Abro la boca y el introduce la frutilla con una cubierta ¡Es chocolate!

—¡Que rico! —exclamo mientras la saboreo en toda mi boca.

Cierro la canilla y me seco las manos. Mientras él está al lado mío, apoyo mi cola en la mesada y respondo:

—Estoy muy agradecida por el tour. ¡La pase realmente fantástico!

—¿Muy agradecida? —a la vez que pone su rostro muy cerca del mío.

Acaricio su rostro y deseo fundirme con él, me deleito con cada sensación que genera el contacto de nuestros cuerpos, mis manos levantan su remera y beso su pecho, intercambio los besos gloriosos entre su boca y su pecho.

Él se sorprende ¡Pero le encanta! Me sostiene de la cintura, comienza a besarme el cuello y se refriega contra mí...

Me toma de mis caderas, me levanta y me sienta en la mesada de la cocina, mientras la pasión va consumiendo nuestros besos, él me quita mis sandalias y se va sacando las suyas.

Con mis manos despacio voy levantando su remera y se la quitó, mientras lo observo él me saca la remera y me acuesta sobre la mesada ¡Ahora si estoy mirando el techo!

—¡Ya regreso! —dice y se va.

—Aquí espero, prometo no irme. —mientras sonrío.

Escucho como sube los escalones. Sigo mirando el techo y escucho que baja, pronto está ahí conmigo nuevamente.

Apoya los preservativos en la mesa y empieza a desabrochar mi pantalón... lo tira para sacarlo y me deja en ropa interior, sus manos suben por mis piernas y acarician toda mi piel como una pluma muy suave, en ese momento siento como sus labios se intercalan junto con las caricias, de manera única, Milo está dibujando un recorrido hacia mi pelvis. «Definitivamente, ¡esto es el cielo!».

Abre los preservativos, lo corta y lo apoya sobre mí. Siento que su lengua esta por pintar una gran obra. Mi respiración se vuelve más intensa y es porque su boca está muy cerca de mi zona de mayor placer, él comienza a jugar como si fuera su primera obra artística, con movimientos sublimes, suave pero de manera concreta ¡Él imprime huellas de sensaciones en mi piel!

¡Solo puedo cerrar los ojos y descubrir el éxtasis! un instante de profundo placer egoísta y de relajación total, donde el calor y la humedad no se distinguen entre sí. Mi cuerpo se libera y siento como él me complace hasta que mi energía de pronto se une en una explosión de tensión y excitación.

Luego de perderme por unos segundos en mi momento placentero, Milo me da la mano y me ayuda a bajar de la mesa, mis manos se acercan a su cintura y comienzo a desabrochar su pantalón, tiro de él y se lo saco. Nos miramos y él me levanta, me sube a la mesada, primero levanta mis brazos y me ayuda para que me sujete de su cuello, después me toma de mis piernas y se aleja de la mesada, quedo abrazada a él, ¡A este hombre le gusta hacerlo de pie!

Mientras frota su cuerpo contra el mío, comienza a caminar, me da un beso en el cuello y caminamos sin dirección hasta que se frena, me mira a los ojos y dice:

—¿Vamos al hidromasaje?

—¡Sí, dale vamos!

—¡Me encanta tu entusiasmo! —dice con tono efusivo.

Me baja suavemente al suelo y me toma de la mano, y estiro mi mano para agarrar los preservativos de la mesa, subimos por las escaleras y ¡Llegamos al paraíso! la habitación tiene las paredes de vidrio desde las cuales se ve toda la playa y el mar, ahí está el hidromasaje y mientras él abre la canilla del agua y se va metiendo sus pies muy despacito, me estira su brazo para que ingrese con él.

Sumergimos nuestras piernas mientras el hidro se llena de agua y encuentro una esponja, busco el jabón, lo froto contra la esponja y comienzo a pasárselo por el pecho...

—Tengo ganas de besarte todos los espacios de tu cuerpo— exclamo con un tono muy suave.

—¡Yo también! —responde mirándome fijamente.

Me arrincona suavemente contra la pared de la bañera y con sus manos roza mi rostro, su mirada es muy tierna y romántica. Rápidamente deslizo mis manos para quitarle su bóxer, rozo su ingle y él con sus brazos por encima de mis hombros, quiere enseñarme sus habilidades en el agua.

Nos movemos cada vez más rápido, el susurra su placer en mi oído y por unos momentos lo sostengo muy fuerte, siento como todos los extremos de mi cuerpo se tensan y como el agua se mueve más rápido, ¡Al igual que él!

Lo observo y él sigue mirándome, apoyo mis brazos en sus hombros mientras él se sostiene del hidromasaje. Nuestros cuerpos están fusionados en el agua, puedo sentir todo su calor corporal, nos besamos y tocamos nuestra piel como si fuera una pieza de algodón, suave y delicada. Todos nuestros movimientos fluyen a la misma velocidad que el agua.

Al mismo tiempo que nuestra piel se eriza con cada caricia, nuestras miradas se conectan y sin palabras nos decimos todo, nuestros ojos se abren y se cierran y los dos comenzamos un momento de transformación, donde podemos ver cómo vivimos el placer a través de los ojos del otro, como un solo reflejo de nuestro ser.

nuestro ser.

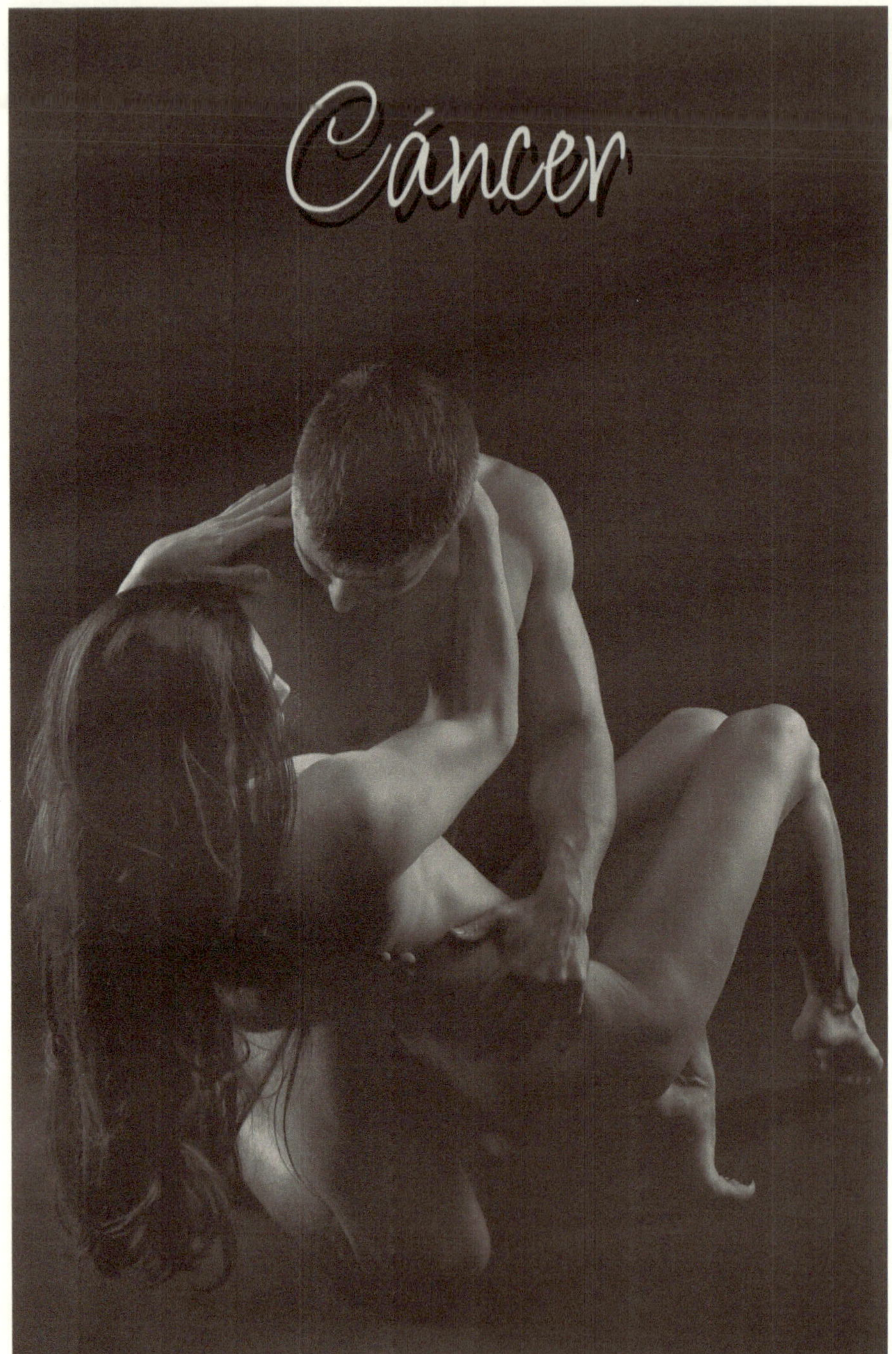
Cáncer

6 LIBRA: SEDUCCIÓN

Aun no podía creer como había podido disfrutar del sexo con Milo, tuvimos una química inmediata y pude darme cuenta que el sexo no es solo una experiencia entre genitales, sino una conexión a nivel interior, por primera vez pude mirar a los ojos a un hombre cuando llegaba a su orgasmo y ver como se transforma nuestro cuerpo y la mirada, como el placer físico puede cambiar nuestra fisionomía y como es fundamental conectar con el otro.

Con él aprendí que no solo es cuestión de tener sexo, cuando Tenes química y conexión, el encuentro es completamente distinto. Antes pensaba que la ternura y la emotividad eran cuestiones de pareja, pero me he dado cuenta que unir ambas cosas al momento del encuentro, hacen de ello algo mágico y no solo eso, si no también que no se logra con todos, es algo un poco más especial.

También me pregunto porque algunos hombres son más tímidos, de a poco estoy tomando conciencia de que a veces son un poco más sensibles y que pareciera traerles bastante conflicto, porque no se muestran tan así, si no que quieren dar una imagen más masculina, como eso que antes pasaba: los hombres tienen que comportarse de tal cual manera y ser de esta otra forma y también con las creencias culturales de las mujeres: tengo que ser así, para ser mujer. «Muy parecido a cuando sin querer se me escapo, que no todas las mujeres habían nacido para ser madre y se espantaron varias de mis amigas».

Para mi es fácil decirle a un hombre: «que dulce eres» pero algunos hombres que me cruzo, para que ellos me lo digan a mí, es como demasiado romántico, demasiado femenino, muy pocos se atreven a decírmelo. Lo mismo con otras actitudes, me parece que no estoy sola en esto de mantener mis creencias obsoletas.

Parecía que no, pero ya habían pasado varios días y mis vacaciones continuaban con un viaje a Mendoza, visitaría por primera vez un viñedo. Tome mis valijas e inicie rumbo.

Llegue al hotel, deje mis cosas y me fui a visitar el centro de la ciudad, pase a comprar algunos regalos y encontré en el medio de todos los locales ¡un sex shop! Aproveche que nadie me conocía y entre, fue la primera vez que entre a uno. Al entrar observe todo muy discretamente, me fije si atendía un hombre o mujer y era una chica bastante joven, de mi edad quizás, así que me relaje y pase a mirar la lencería, supuse que era lo menos fuerte de ver.

Me llamo la atención que no entraba casi nadie, así que decidí mirar un poco más y encontré los lubricantes, la chica me fue contando un poco y dije «bueno, ya que estoy pregunto sobre los juguetes...». Pregunte todo lo que nunca me hubiera animado a preguntar y compre, era mucho mejor comprar aquí y llevarlo a Buenos Aires, porque allí nadie me vería al salir, ni tampoco se interesaría, porque no me conocen. Creo que si no lo hubiera visto de casualidad... no hubiera entrado por el momento. La visita no planificada duro como una hora. Es noche al volver al hotel revise todo lo que compre y ¡no lo podía creer!

Al día siguiente me levante, baje a desayunar, luego me prepare y me fui a relajar al spa. Regrese y dormí treinta minutos, me bañe y me prepare para salir, ya que mis amigos me estaban por pasar a buscar. Mi amiga y su esposo me esperan en la puerta, vinieron a buscarme para salir de excursión, al llegar a la recepción, ellos me reciben con mucha alegría y después de los saludos prometen ponerme al día durante el camino.

Mientras ellos me contaban como estaba todo allí, podía ver todo el recorrido lleno de naturaleza, mucho verde y sus montañas tan bellas. El sol está bajando y nosotros vamos llegando a la entrada. Estaciona la camioneta y salimos a observar los viñedos, decidimos aprovechar esos momentos para que ellos me cuenten un poco más de que trata el exterior, pero pronto nos avisan que nos esperan para ingresar. Llegamos a la puerta de acceso y nos recibe un sommelier que nos lleva hacia el bodegón, ¡Un lugar increíble! ¡Con una estética impresionante!

El espacio es completamente artístico y arquitectónico, algo que nunca había visto en un viñedo, la sala esta tiene varias esculturas en exhibición, muy bellas y que juegan a la perfección con las luces, que generan un ambiente único y distinguido. Somos solo 10 personas invitadas al evento en esta noche, busco una silla, acomodo mi cartera y con mis amigos comenzamos a observar las esculturas.

—¡Que combinación! —dice mi amiga.

—¡Definitivamente! —respondo.

—¿Mujeres? —dice su marido mientras trae dos copas de vino. Me entrega una copa a mí.

—¡Muchas gracias!

Los tres observamos atentamente una escultura de una mujer desnuda, cuando se nos acerca un hombre y le da un abrazo al esposo de mi amiga. Nos presenta y dice:

—¡Él es Mateo!

Y luego nos presenta a nosotras:

—Ella es mi esposa Ana y ella es la amiga Amanda —nos señala y él nos saluda.

—¡Un gusto! —respondo.

En el viaje me conto que Mateo es el dueño del viñedo, que está supervisando a los empleados que está dejando a cargo para que hagan lo que él hace.

—Estaban observando las esculturas ¿verdad? —pregunta.

—¡Sí! —respondemos a coro.

—¡Son muy interesantes! luego si tenemos un espacio les cuento un poco más, cada una de ellas tienen una historia profunda. Hoy Santino dará la reunión—mientras con un gesto nos señala al hombre. Voy a seguir sus pasos acompañándolo y dando algunos consejos y sugerencias adicionales.

Y mientras notamos que todos se están sentando, nos dice:

—¿Quieren que nos vayamos acomodando?

—Sí, vamos.

Mis amigos se acomodan en dos sillas y yo voy a sentarme en la tercera mientras que Mateo acompaña mi silla para que pueda sentarme.

Comienzan con la primera historia: el origen de los vinos. A medida que la historia avanza van llegando; quesos, frutos secos y más vinos, poco a poco vamos degustando una mezcla de sabores en nuestra boca y nuestra temperatura sube entre comentario y comentario, nosotros seguimos cada paso a paso. Luego vienen distintos platillos, degustamos cada uno, con un vino y luego otro vino, pasamos dos horas percibiendo las diversas texturas y sintiendo como se funden en nuestra boca.

Aunque la reunión termino, algunos seguimos degustando los chocolates. Lentamente los invitados comienzan a irse, quedamos de pronto mis amigos y yo, Mateo comienza a contarnos sobre las esculturas cuando mis amigos dicen que ellos se van a su casa a descansar.

—¿Te quedas un rato más? —dice su esposo.

—No, no. Me voy con ustedes, sino no tengo como regresar —respondo.

—Si quieres te puedo llevar —responde Mateo.

—¡Perfecto, él te lleva! —exclama Ana.

—¿Seguro? —pregunto.

—¡Si, por supuesto! —vuelve a responder Mateo— ¡Es más! ahora ya hablo para que cuando terminemos con la historia esté listo el auto.

Mis amigos nos saludan y se despiden. Mateo los acompaña a la puerta y habla con un hombre. Regresa y nos acercamos frente a otra escultura, él vuelve con su relato:

—Esta escultura se llama venus de milo y su origen es griego, Afrodita de milo...

Mientras me va contando nos servimos otra copa de vino, pasamos a otra escultura más, cuando el sommerlier se acerca y nos indica que el auto ya nos está esperando para cuando queramos emprender viaje hacia el hotel.

—¡Gracias! —dice Mateo a Santino.

—¿Vemos la última?

—¡Dale!

Me muestra la última y me cuenta su historia, apoyamos nuestras copas y dice:

—¿Te parece si vamos?

—Si, por supuesto.

Los dos emprendemos camino hacia la salida, llegamos al auto, el chofer nos abre la puerta y subimos, mientras nos sentamos le indico la dirección del hotel. El auto arranca, el conductor es muy sereno para manejar, así que nosotros vamos conversando atrás, los dos bebimos bastante así que noto que los dos ya nos reímos mucho más de lo normal y estamos aún más relajados, él es muy elegante y seductor, su forma suave de expresar las cosas lo hace muy sensible.

—Estamos llegando —exclamo.

El auto frena y él pregunta:

—¿Quisieras tomar un café en mi casa?

—¡No me vendría mal un café! Pero estamos en la puerta de mi hotel.

—Pasa por tus cosas y te espero.

—¿Si?

—¡Claro que sí! Mañana tengo que tomar un avión ¿Podrías traerte abrigo?

—¡Dale! Dame unos momentos y regreso.

Su chofer abre la puerta, bajo y camino hacia el hotel. Llego a mi habitación asombrada porque ¡Realmente no estaba preparada para esto!

Tomo mi bolso y guardo la ropa que tengo a mano: un jean, una blusa, el vestido que me compre ayer en el sex shop, los tacos y algo para mañana. ¡Listo!

A los minutos bajo nuevamente y su chofer nuevamente abre la puerta, Mateo sonríe y toma mi bolso.

Emprendemos camino hacia su casa y durante el viaje me cuenta que tiene un exquisito café de la India para que degustemos en su casa. El camino se vuelve más desierto por lo que asumo que estamos llegando. El chofer estaciona el auto, abre la puerta, bajamos y nos da el bolso de Mateo.

¡Su casa es increíblemente lujosa! una mansión impregnada de naturaleza, caminamos un espacio bastante largo hasta llegar a su cocina, la misma esta impecable, por lo que asumo que claramente no la usa, pero me dijo que si sabe muy bien cómo hacer un café. Abre la alacena, sujeta el café y lo pone en la máquina, abre otra puerta y saca dos tazas de café, presiona el botón y mientras doy vueltas admirando su cocina, el apaga la máquina, sujeta las dos tazas y dice:

—¡Ven por aquí! así Tenes mejor vista.

Los dos ingresamos a una habitación y noto que la pared que da al exterior es de vidrio, por lo que se pueden observar los cerros: ¡La vista es insuperable! Se pueden observar los cerros al final y mucho verde de frente. Está un poco oscuro ¡Pero es mágico!

Me da la taza y con sus gestos muy agradables, insinúa:

—¿probaste?

—No, aun no. A ver...

—¿Esta rico?

—¡Sí, muy rico! —respondo.

Los dos nos quedamos mirando la vista mientras conversamos y tomamos el café.

—Nos va a venir bien —exclama.

—¡Claro que sí!

Él apoya la taza en la mesa, me sujeta de la cintura y delicadamente me da un beso, despacio acaricio su pelo y nos besamos apasionadamente. Los dos empezamos a tomar temperatura, quizás por el café, yo voy sujetando su saco y luego lo paso por sus brazos, ¡ya me gustaría sentir su piel!

El comienza a deslizar sus manos suavemente por mis caderas... toma mi mano y me sujeta para empezar a caminar por un pasillo...

—Espera. —respondo.

—¿Qué paso?

—Mi bolso...

Regreso y tomo mi bolso, luego seguimos caminando por el pasillo hasta que entramos en la habitación.

Pasamos y respondo:

—Me gustaría darme una ducha...

—¡Si, por supuesto! Mira aquí y me señala otra habitación.

Después de pasar por su largo vestidor llego al toilette. Me doy una ducha y recuerdo que lo único que tengo para ponerme es mi vestido de vinilo y transparencias, así que decido que salgo con eso, aunque me sienta una dominatriz. «Aun no sé porque me lo compre pero cuando entre al sex shop me pareció oportuno ¡Y aquí estoy!».

Salgo como nueva y camino directo hacia la habitación, él está observando la vista y cuando escucha el sonido de mis tacos, se da vuelta y al mirarme dice:

—¡Estas increíble!

Sigo caminando hasta él, deslizo mis manos por su camisa, se la abro y se la saco, él se saca sus zapatos y a la vez que desabrocho su pantalón, él se lo termina de sacar.

Lo tomo de la espalda y lo voy llevando hacia la cama, él queda boca arriba en la cama... y subo encima y le susurro:

—¿Te gusta?

El me mira y se muerde los labios.

—¡Me encanta!

—¿No fui muy ruda?

—¡Para nada! Si quieres ser ruda podemos abrir el cajón...

—¿El cajón?

—En el vestidor tengo un cajón...ven que te muestro.

Se levanta y me toma de la mano, caminamos hacia su vestidor y entre sus cajones, abre uno más grande... ¡el cual está lleno de juguetes!

—Ahora entiendo...

—Voy a ir a la cama y tú puedes elegir el que quieras...

—¿Uno solo?

—Todos los que tú quieras...

Él se va caminando y observo un poco a ver que encuentro, aparecen unas esposas con una felpa súper suave en su interior, las tomo y trato de abrir y cerrarlas cuando levanto la mirada y me veo en el espejo; ¡No puedo creer que estoy haciendo ahora! ¡Pero me encanta mi nueva actitud! Veo que también tiene un aceite, leo el envase y dice que es efecto calor.

Regreso y él está en la cama, estirado boca arriba observándome mientras camino hacia él. ¡Diría que él ya se entregó por completo a la experiencia!

Me giro y suavemente doy una vuelta. Comienzo a subir a la cama gateando por encima de él... y le doy un beso.

—¡Me gusta tu espejo! —exclamo, mientras miro para el costado, donde tiene un espejo que refleja la cama.

—Sí, lo están por colocar en el vestidor pero lo han dejado aquí. ¿Te molesta? —pregunta.

—No, ¡Al contrario! ¡Me encanta ver nuestro reflejo!

Miro hacia la mesa de luz para apoyar el aceite y veo que dejo los preservativos ahí, dejo el aceite y tomo una de sus manos mientras apoyo las esposas en su pecho, lo miro y noto su aprobación, sujeto la esposa a su muñeca y llevo su brazo a la punta de la cama, la sostengo del respaldo de la cama y le doy otro beso mientras voy sujetando su otra muñeca, la pongo en la otra punta de la cama, ahora sus brazos están completamente inmovilizados.

Lo beso y le muerdo suavemente sus labios, me acerco para que pueda ver mi escote, él respira intensamente.

—Ahora te voy a hacer todo lo que quiera. —le susurró al oído.

Él me mira y sonrío, mientras que me subo encima de él y voy bajando suavemente...

Beso su pecho y me detengo en cada espacio, me doy cuenta que él no puede predecir mis movimientos y eso ¡Lo hace estar en éxtasis! Me voy deslizando y besando todo su cuerpo, puedo ver como su piel se eriza y escuchar como su pecho se expande con cada inhalación profunda que él toma.

Me acerco a su pelvis y con mis manos sujeto su bóxer y se lo saco, las yemas de mis dedos recorren sus brazos y sus piernas, encuentro la manera de tocarlo sin rozar su entrepierna. Mateo cierra los ojos y luego de unos segundos los abre. Tomo de la mesa de luz el aceite y lo vuelco en mis manos. Él observa mientras froto mis manos, apoyo mí pecho sobre el suyo y con mis dedos deslizo el aceite por su cuello... tiene una agradable sensación de calor, gradualmente toco sus hombros y susurró al oído:

—¿Te gusta el calor?

—¡Sí, me gusta! Y si soplas es aún más agradable o más intenso, depende.

—A ver...

Tomo nuevamente el aceite y lo vuelco por su pecho, con mis manos comienzo a esparcirlo y voy soplando a medida que lo disperso, una ola de calor lo invade y el reacciona: cierra sus ojos, tira la cabeza hacia atrás y se deja llevar.

Comienzo a bajar suavemente por sus piernas y él levanta la vista para verme. Es una lucha entre observarme y cerrar los ojos para dejarse llevar. Coloco más aceite en mis manos y las muevo muy lento por sus caderas, paso por sus rodillas y las llevo hasta sus pies. Me acerco nuevamente a la mesa de luz, tomo el preservativo, lo abro y se lo pongo, lo miro fijamente y vuelco el aceite encima del preservativo.

El solo mueve los ojos y se muerde los labios. Quiero que él pruebe el calor de mis manos y la humedad de mis labios. ¡Que ambos se encuentren en un solo lugar y que él llegue a su momento más sublime de placer!

Apoya su cabeza en la cama, mira para el techo y solo llega a decirme que le encanta. Sus piernas se tensan y luego se relajan.

—Quiero regalarte lo mismo... —dice suavemente.

—Ya llegara tu turno ¡No desesperes!

—¿También voy a poder jugar? —pregunta.

—Sí ¿te cuento un secreto?

—Dale, ¡Contame!

—¡Sí, claro que podes jugar, pero después de mi turno!

Empiezo a bajar de la cama y me pongo de pie, me acerco a la punta de la cama donde está su mano atada y la suelto y luego de darle un beso me acerco a la otra mano y también la libero.

Él se levanta y va al vestidor, me levanto y me quedo parada admirando la bella vista. El vuelve y mientras camina hacia mí, dice:

—¡Cierra los ojos! y no lo abras hasta que te diga.

—Bueno. —respondo.

Escucho que apoya algo sobre la cama, regresa y se me acerca, sujeta mis manos en mi espalda y de manera intensa besa mis labios, me apoya suavemente contra la pared pero no deja de sostenerme las manos atrás.

¡Ya estoy ya muy excitada! Mi respiración comienza a ser más intensa, el deja de besarme y dice:

—Date vuelta.

Me doy vuelta y comienza a bajarme el cierre del vestido, lo desliza por mis piernas y el vestido cae.

—No abras los ojos, te llevo.

Me toma de la mano y me lleva a la cama, me acuesta boca arriba y comienza a atar una a una mis piernas a cada esquina y luego mis manos, ahora tengo mis piernas y brazos abiertos y sujetados a cada punta de la cama.

¡Me siento profundamente excitada! Se me acerca y con sus manos me pone una venda en mis ojos, ¡No quiere que pueda observar lo que él hace! Lejos de darme miedo ¡Me gusta!

Se aleja nuevamente ¡Me siento expuesta, desnuda y atada! Lo escucho caminar nuevamente y se apoya encima de mí, me acaricia el rostro y me besa profundamente, empieza a bajar suavemente, mientras me toca con sus manos, él besa cada espacio de mi cuerpo. Mis piernas tienen un deseo muy fuerte de responder ante semejante placer, pero ellas están sostenidas, todo externamente reclama libertad, pero todo dentro de mí quiere que me entregue totalmente ¡Sin reservas!

En ese momento de tensión, él apoya algo sobre mí y escucho un sonido ¡Él trajo un vibrador! Y empieza a jugar con el sobre mis piernas, acercándose a mi pelvis. Muy por lo bajo, él susurra:

—¿Te gusta?

—¡Me encanta!

¡En ese instante siento una explosión de sensaciones! Vacilo entre la intensidad y el regocijo, no puedo comprender si mis piernas tiemblan por la satisfacción que están recibiendo o por la pérdida absoluta de mi control.

En estos momentos él decide que hacer conmigo, puede jugar con todo mi cuerpo y seguir explotando de placer con cada roce de su piel. Puedo percibir como le gusta jugar con mis sensaciones, lo prende y lo apaga solo para que pueda excitarme más. Aumenta la intensidad para enseñarme cómo se siente llegar al orgasmo cuando me acarician con un vibrador. Él elevo todas las percepciones que tenía de mi propia experiencia.

Me suelta despacio cada una de las esposas, me mira y me da un beso, me levanto y voy al vestidor, salgo y cuando llego a la habitación lo veo de espaldas, él observa el paisaje, llego y le toco la nalgas, me mira y se sonríe, se me mira de frente y mostrándole lo que tengo en la mano, respondo:

—¿Te vas a portar mal?

—¡Sí! —responde.

Y lo golpeo en las nalgas con la fusta que tengo en mi mano, luego respondo:

—¡Vamos!

—¿A dónde? —pregunta.

Lo tomo de la mano, tomo los preservativos y caminamos directo hacia el costado y le muestro las escaleras... empezamos a bajarlas y él toma la delantera. Estira para darme la mano y bajamos.

Llegamos al final y él dice:

—Ven.

Caminamos por un pasillo y llegamos a un mirador de su piscina ¡Allí tiene su precioso diván color azul!

Los dos nos miramos y sabemos que ese diván será el testigo de nuestro gran deseo sexual. Nos besamos y la pasión nos arrebata cada movimiento. El toca mis piernas y definitivamente sé que quiero probar con él todas las posiciones allí, quiero que sea parte de la liberación de nuestro deseo.

Me acuesto encima de él, puedo tocar la textura aterciopelada del diván y como acaricia mi piel. Mateo se acerca lentamente, primero me observa y luego me toca. Nuestros cuerpos se fusionan, aun no puedo entender como su respiración y la mía, parecen una. Como a través de sus manos él pinta su nombre en mi piel.

Nuestros cuerpos se estremecen, juntos creamos una obra única que haría suspirar a todos sin excepción. Llegamos a ese momento donde todo encaja correctamente en su lugar, en el momento preciso y con el tiempo correcto, cada movimiento parece estudiado, pero no nos conocemos. El abre con su llave mágica ese cofre donde encuentro todo el placer que habita dentro de mí.

Ambos sentimos que nos elevamos en esos segundos de éxtasis total. Perdemos la conexión con el presente y luego nos miramos y sonreímos. Ambos llegamos juntos pero cada uno a su momento a la gloria de compartir algo tan sagrado como ese momento sublime.

Después de unos minutos extasiados, él me ayuda a levantar y subimos a la habitación, entramos al baño y nos duchamos juntos. Aún tenemos ganas, pero nuestros cuerpos ya no resisten. Salimos, nos secamos, me pongo algo de ropa interior y mientras saco los juguetes de la cama, abro las sabanas y me acuesto, luego viene él, se acuesta atrás mío y me abraza.

—No sabía que te gustaba jugar tanto. —dice al oído.

—¿Te aburriste?

—No, no me aburrí, al contrario.

—Qué bueno… ¡Porque tampoco me aburrí!

—Fue como abrir la caja de pandora.

Sonrió y nos quedamos dormidos.

Al día siguiente, siento una mano en mi hombro, abro los ojos y es Mateo, dice:

—¿Me acompañas?

—¡Si, vamos! —respondo.

Me levanto, lo observo está parado desnudo en el ventanal de vidrio y el sol detrás, y respondo:

—¡No podes estar más bueno! Me voy a bañar.

Salgo de la ducha y él está ahí, más lindo que antes pero vestido, súper elegante.

Me cambio y se acerca para darme un beso.

—¿Estas lista?

—Sí, estoy lista.

Bajamos las escaleras y al salir el auto nos espera en la puerta, subimos al auto y saludamos al chofer, nos dice que en 15 minutos llegamos a destino, comenzamos a charlar y me cuenta que está por cerrar un negocio y que lo esperan en Bs As que es un gran contrato, ya está casi todo concretado.

—¡Va a salir perfecto!

Sonríe y dice:

—¡Gracias!

El chofer estaciona y estamos en la salida de su avión privado. Bajamos del auto y se nos acerca una persona, nos lleva hasta el avión y subimos, arriba todavía no hay nadie, el deja su bolso y se sienta. Su asistente nos indica que saldrá en 15 minutos.

Me acerco para despedirme y él me toma de la mano y me acerca a su pecho, nos besamos, sus manos rápidamente pasan a mi cintura, desde allí me lleva con sus manos hacia él, se sienta y me subo encima de él y me besa, sus manos se deslizan por debajo de mi vestido y tocan mi nalgas, mi pasión se desborda y cruzo mis manos por su cuello y acaricio su pelo.

—No te puedo explicar cómo me gusta esto.

—No es necesario, ¡Lo estoy viendo! —responde.

Mientras mis manos se deslizan rápidamente hacia su cinto, él saca de su bolsillo un preservativo, lo abre y me lo da. Muy rápidamente termino de desabrochar su pantalón, le pongo el preservativo y el me sujeta, me levanta y mientras nos acomodamos, ambos disfrutamos de este momento ¡tan intenso y desafiante!

En cualquier momento pueden entrar y eso nos genera mayor excitación, ¡Podríamos ser descubiertos! Solo alcanzamos a movernos con más fuerza y ambos llegamos a disfrutar de su propio momento de felicidad.

Ahora más cerca del cielo ¡Los dos nos derretimos de placer!

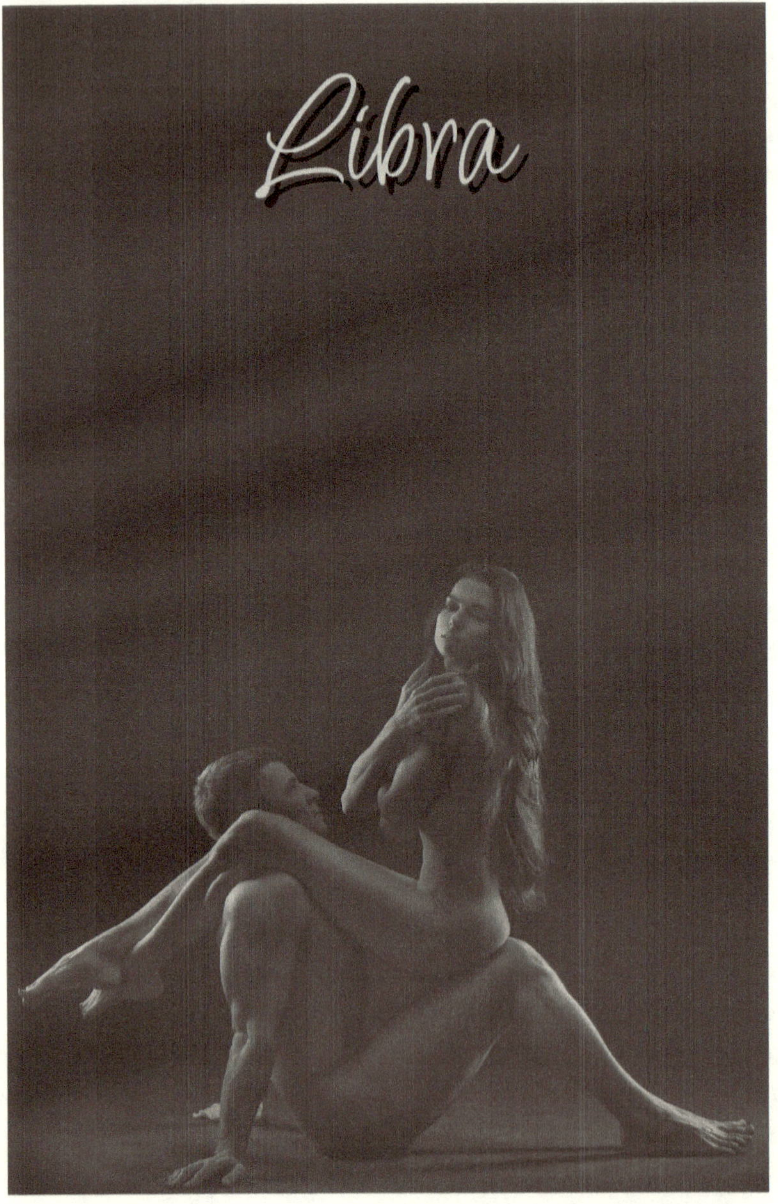
Libra

7 VIRGO: ENTREGA

Sin dudas con Mateo había reinventado los juegos en la cama, me encontré rompiendo mis propios prejuicios. ¡Me desafié a mí misma! Siempre estuve con ese sentimiento de vergüenza y de pudor, de no saber cómo expresar mi sexualidad, siempre un poco torpe por falta de experiencia y también por el que dirán.

No podía comprender como poco a poco sin darme cuenta, en estas últimas semanas, mi visión sobre la sexualidad había cambiado bastante, no solo atreverme a dar el paso hacia la experimentación, sino también como lentamente las oportunidades fueron llegando y las supe manejar. Y aunque al principio me preocupo bastante el tema del preservativo, hasta ahora no había sido un problema y todo fluyo.

Además dos de ellos me volvieron a escribir después de las salidas, queriéndome ver de nuevo y por primera vez decidí dejarme guiar por lo que siento, sé que en algún momento puede aparecer alguien con quien tenga ganas de pasar más allá de una salida y estaré atenta, pero por ahora solo quiero disfrutar de explorar mi sexualidad, ¡Así que el experimento sigue en pie! Después de todo, hoy siento que puedo jugar sin involucrarme, que ellos no esperan un compromiso y que están ayudándome a descubrir cómo me gusta vivir mi sexualidad.

Mateo me ayudo a soltar el control, ese deseo de que el otro pueda darme más placer y solo quedarme allí… ¡Sintiendo como eso sucede! Como la piel se me erizaba esperando saber cuál será su próximo movimiento.

No podía dejar de pensar si este era el inicio de mi viaje, como serían los demás días en Mendoza.

Al cuarto día me traslado a la casa que alquile para estar más cerca de las montañas, me esperan diez días más de excursiones y descanso. Llego a la casa para instalarme y es de ensueño: está en el medio del bosque, ¡la vista que tiene es única! puedo ver como el agua se mueve a su propio ritmo, con sus contornos llenos de verde por los árboles y mucho color por sus flores. ¡El lugar más mágico que haya conocido!

Me instale y luego de cuatro días recorriendo algunas bodegas y viñedos, hoy decidí quedarme para responder unos emails de trabajo, «Solo por hoy». Pensé.

Es el mediodía y voy al lugar de la casa con mejor vista, puedo ver el maravilloso lago y las montañas, ¡Un paraíso! Acomodo mi notebook en la mesa y mientras quedo impactada por semejante belleza, me siento, enchufo la computadora y trato de encenderla, pero no prende. Regreso a mi valija para buscar otro cable que la conecte, intento encenderla y ¡no hay caso! desenchufo y vuelvo a conectar y no enciende.

¡Ahora si estoy ante un problema! Y no sé cómo solucionarlo. Para ir al centro es bastante lejos, tendría que ir en auto. Llamar a alguien no podría porque no conozco. ¿Un vecino quizás? Recuerdo que cuando llegaba a esta casa había una casa bastante grande pero a unas cuadras. «¿Sera que podre ir a pedir ayuda hasta allá?».

Decidí ir a ver quien vive en esa casa y ver si podría ayudarme, si no tendría que viajar al centro, pero me llevara mucho más tiempo. Tomo mis lentes, me pongo mis zapatillas y salgo camino a esa casa. Mientras camino, una sola pregunta da vueltas en mi mente: «¿Quién viviría en el medio del bosque?».

Llego a la casa, bastante grande y lujosa, lo cual en el medio del bosque me parece extraño, pero sin importarme demasiado, busco el timbre, el cual tiene una cámara. Toco timbre y saludo a la cámara. Unos momentos después abre la puerta un caballero, colocándose los lentes dice:

—Hola, ¿en qué te puedo ayudar?

—Hola, discúlpame. Sabes que alquile la casa de aquí a unas

cuadras. Soy Amanda.

—Hola Amanda, soy Marlon.

—Un gusto Marlon, disculpa la molestia, no sé si sabrás algo de computadoras, pero justo necesito enviar unos emails y mi computadora no enciende, ya hice eso de prender y apagar, es una notebook y como estoy de vacaciones, no sé dónde más buscar ayuda.

—Entiendo, se algo sobre computadoras. Podría acercarme en unos momentos, porque ahora estoy terminando una conferencia ¿te parece bien?

—Sí, claro, por supuesto. Cuando puedas.

—Perfecto, estaré ahí en una hora.

—Sabes dónde es, ¿no?

—Sí, lo sé. Es la única casa cerca de la mía. —responde con una ligera sonrisa.

—Claro, ¡Tenes razón!

Me despido y vuelvo caminando tranquilamente, aprovecho a darme una ducha, ya que camine varias cuadras. Luego de cambiarme, me hago un té y sigo buscando la causa sin entenderla. Me siento pensando si este hombre sabrá qué hacer con mi computadora y de pronto escucho el timbre. Me dirijo hacia la puerta y es él. Marlon debe tener aproximadamente unos treinta y ocho años, tiene algo de barba y un rostro relativamente serio, es alto y no sé si es por sus lentes, pero parece un hombre bastante meticuloso. En su mano carga una pequeña maleta.

—Pasa por favor. —mientras con mi mano señalo la entrada.

Entra y lo voy guiando, «es por aquí» y avanzamos, es una casa de grandes dimensiones, así que tenemos un pequeño recorrido, llegamos a la oficina y él dice:

—¡Que preciosa vista!

—¡Sí, es hermosa! La alquile por esta imagen, cuando la vi por foto ¡Me enamore de tanta naturaleza!

Nos quedamos los dos apreciando la vista a través del ventanal de vidrio por unos segundos, luego apoya su maleta en el suelo y dice:

—¿Es esta?

—Si.

—No enciende, volví a intentar pero no lo logre.

Apoya su maleta en la mesa, saca unos cables y comienza a probar, enchufa y desenchufa y respondo:

—Ya regreso.

Me voy hacia la cocina a sacar unas masas secas que estaba cocinando. Al regresar, él me cuenta que encontró que una de las partes del cable tiene un pequeño desgaste, por lo que él dice que es mejor no usarlo. «Te dejo el mío y cuando te vas me lo devuelves».

Termina de enchufar su cable en mi computadora, la enciende y dice:

—¡Listo!

—¡Muchísimas gracias!

—No es nada. ¿Lo que huelo es factura recién horneada?

—Facturas no, son unas masas. ¿Te puedo ofrecer un te?

Él mira su reloj:

—Si no Tenes nada que hacer. Es mi agradecimiento.

—¡Si, claro! Un te puedo aceptar.

—Perfecto, es por aquí. —mientras señalo un pasillo que nos lleva al living.

Señalo el sillón con la mesa y respondo:

—Por favor, siéntate que ya regreso.

Vuelvo de la cocina con una bandeja y las masas, acomodo y me siento. Él se acerca a la mesa y puedo ver como huele las masas. Son unas deliciosas pepas y cookies. Los dos sentados en los sillones, miramos la vista del living, vemos el lago de fondo, los colores de las flores, el sol y las montañas. Definitivamente la paz que trasmite no tiene nombre.

—¿Desde tu casa Tenes una vista parecida? —pregunto.

—Sí, más o menos iguales. Pero cada vez que lo contemplo, me quedo extasiado.

—Sí, te entiendo. Desde que llegué a este lugar no puedo dejar de contemplarla, ¡Es un deleite visual!

—Sí ¡es verdad! ¿Hace cuantos días llegaste? —interroga.

—Hace cuatro días.

—Hace poco, vivo aquí hace cinco años.

—¡Qué lindo! ¿Y se puede saber a qué te dedicas?

—Sí, soy ingeniero en sistemas.

—¡Ah! O sea que sabes algo de computadoras.

—Un poco. No soy técnico para arreglarlas, pero si se un poco.

—Excelente, ¡entonces llame al hombre indicado! ¿Qué tal está el te?

—Está perfecto y las masas son deliciosas.

—Gracias, me encanta cocinar sobre todo la pastelería.

—Quedaron muy ricas, estas tienen un sabor cítrico.

—Sí, le dan un poco de frescura y fue lo que encontré afuera—respondo con una sonrisa.

—¿Afuera?

—Sí, hay varios árboles y de allí la saque.

—¡Muy interesante! No sabía que era tan grande esta casa.

—Sí, es bastante grande y la conseguí libre justo por unos días.

—Sí, normalmente suele venir mucha gente a visitarla.

—Eso me dijeron. Por eso me apresure a reservarla.

Terminamos de tomar él te, me levanto para retirar las cosas de la mesa y él se levanta al mismo tiempo, nos chocamos la cabeza, nos miramos y nos reímos. Nos vemos como dos adolescentes, nos volvemos a sentar y él se acerca, me toma del cuello y me besa, tímidamente al principio y luego cuando ve que tengo las mismas ganas de besarlo se relaja un poco más.

Él se levanta y se sienta en mi sillón, nos besamos con mucha pasión, mientras me subo encima de él y lo sigo besando...

Pongo mis brazos alrededor de su cuello mientras que él me toma de la cintura, su lengua se vuelve completamente alocada en mi boca y lo sujeto más intensamente de su cabello.

Él me mira y sus manos van hacia el botón de mi camisa, se detienen y él busca en mi rostro la aprobación, lo miro y él puede ver el deseo en mis ojos, sigue desabrochando los otros botones, termina con el último, me saca la camisa y como si estuviera apreciando una pintura, me observa y sus ojos se detienen en mi hombro y al ver mi cicatriz me pregunta:

—¿Que te pasó? —mientras me toca con su mano.

—Me lastimé con un árbol jugando de niña, ¿por?

—Curiosidad. —responde.

Sonrío y él desliza sus dedos por mi abdomen, me tiro para atrás y me apoyo en el brazo del sillón, él sube encima de mí y juega con sus pies para sacarse sus zapatillas, apoya sus manos al costado de mis brazos sobre el sillón, levanto mi mano y mientras nos contemplamos, le saco sus lentes, me acerco a su boca y apoyo muy suavemente mis labios en los suyos, él apoya su mano en mi rostro y me corre el pelo, nos volvemos a besar y siento como por dentro una llama se enciende.

Ambos podemos valorar la magia de ese momento, no tenemos apuro, no tenemos nada que nos empuje a apurar nuestros movimientos. Por eso en una especie de pacto no hablado, los dos nos miramos y corremos el pelo de nuestros rostros, tocamos la piel del otro y nos perdemos en esos instantes. Allí él se levanta, extiende su mano para dármela, me levanto y me lleva frente a la chimenea. Me para allí, primero me quita los zapatos, uno a uno con una pausa como él lo vive, luego sujeta mi calza y comienza a bajarla, parece que el tiempo se detiene y quedo en ropa interior. Comienzo a desvestirlo, primero su camisa, desprendo cada botón mientras él no me quita los ojos de encima, cuando logro sacarle la camisa y lo observo, es un hombre realmente muy atractivo, poso mis manos en su cinturón y voy lentamente sacándose, él no dice una sola palabra, llego a su pantalón, lo desabrocho y lo miro, mis manos sucumben ante mi deseo.

Comienzo a bajar su pantalón y puedo ver su bóxer color azul, muy clásico, algo que definitivamente va con él, llego al suelo y paso sus pies, tiro el pantalón a un costado y me vuelvo a levantar. Los dos nos miramos casi desnudos e inesperadamente respondo:

—Ya regreso.

Camino hacia el dormitorio, paso la sala, subo las escaleras y tomo un acolchado y los preservativos, bajo y regreso, él está allí, mirando la vista. Escucha que me acerco y se da vuelta.

—Necesitábamos esto. —susurro.

—Claro que sí. —responde atento.

Toma el acolchado y lo estira arriba de la alfombra, apoyo los preservativos en el suelo y él me vuelve a dar la mano, se acuesta y me acuesto al costado de él, me acerco a su pecho y lo beso.

Nuestras manos se pierden en las curvas de nuestro cuerpo. Tomo el acolchado y nos tapamos, me pierdo con él y con sus besos en la oscuridad. Vamos poco a poco descubriendo nuestra piel, los roces y como el tocarnos y descubrir al otro nos hace aumentar la intensidad de la respiración. El intercambia movimientos muy lentos con movimientos rápidos, por momentos avanza y por momentos me deja deseando más.

No sé cuál es su estrategia pero me tiene completamente excitada. Deseo que me recorra por completo y que me haga conocer aún más los placeres de mi cuerpo.

Quiero probar otra posición y él dice que sí, no se niega a nada. Con la ayuda de él, puedo atreverme a buscar posiciones que antes no me animaba, siento que puedo jugar a ser más exploradora.

¡Eso realmente me gusta! Ya estoy en éxtasis por completo, cuando él me ayuda a ir más lejos, sus dedos son hebras que tejen momento a momento mi placer. Mi respiración se intensifica con toda la fuerza, él me mira y solo dice:

—Quiero ver como disfrutas.

Son mis segundos de libertad, donde mis percepciones se expandan con el único fin de sentir más placer y ¡ahí está el! Siendo espectador de mi momento.

Me abraza y me sujeta suavemente, caigo rendida en sus brazos y él sonríe. Lo sujeto y pregunta:

—¿Estas cómoda?

—Sí, estoy cómoda ¿tu?

—Sí, cómodo y fascinado. —dice— mientras sonríe.

—Somos dos.

—¿Qué más puedo hacer para que disfrutes?

«¡Necesito ver más seguido a este hombre!», pensé.

Respiro profundo y respondo:

—¿Quieres cambiar de posición?

Se ríe y dice:

—¡dale!

—¿Que te gusta? —pregunto susurrando.

Él me da vuelta para que ambos podamos apreciar la naturaleza que vemos y él también disfrutar de la vista de mi espalda, viene encima de mí y dice:

—¡Adoro ambas imágenes!

Nuestros cuerpos se unen y se funden, ambos conectamos de una manera única y especial. Podemos notar que el contacto entre ambos nos hace vivir un poder único, que la energía de entrega que corre entre nosotros, no es fácil de encontrar. Los dos nos brindamos al otro por completo, dejamos que nuestros deseos se encuentren y se exploren juntos en profundidad.

Ambos quedamos en éxtasis, él me toma de la mano, me mira y pregunta:

—¿Te gustó?

—¡Me encantó! ¿A ti? —respondo.

—¡Fue increíble!

Los dos nos relajamos y él dice:

—Me gustaría pasar al toilette, ¿me decís dónde está?

—¿Quieres conocer el toilette?

—¿Sí?—responde algo confundido.

—Bueno te llevo al toilette... —exclamo.

—Ven, es por aquí.

Nos dirigimos hacia la planta alta y llegamos, él viene detrás mío abro la puerta y miro su expresión: él es menos excéntrico.

—¿Qué te parece?

Él se queda maravillado, su cara es irreproducible. No hay paredes al exterior, es todo vidrio, al abrir la puerta se ven dos montañas increíbles y el lago, tiene la mejor vista que vi en mi vida.

—¡Es maravilloso! Me encanta, no tengo palabras para describirlo.

—Es muy bello ¿verdad?

Pasa tranquilo, voy a buscar unas toallas para bañarnos.

Cierro la puerta y voy al vestidor a buscar las toallas. Vuelvo y veo que él abre la puerta.

Entro, voy directo a la bañera, abro la canilla del agua y busco las sales de baño, las encuentro y las vuelco dentro de la bañera.

Él sigue mirando las montañas. Puedo observar su cuerpo inmóvil y desnudo.

—¿Te gusta observar verdad? —respondo mientras toco el agua.

—Sí, me gusta mucho contemplar la naturaleza. —responde.

Mientras sumerjo mis pies en el agua, primero uno y luego el otro, veo como la espuma se aleja de mis piernas.

—¿Entramos? —respondo.

—Dale.

—El agua esta tibia.

—Está bien, la podría un poquito más fría, pero ahora lo hago.

Primero entro yo y luego él detrás de mí, me quiere abrazar por la espalda, ambos miramos el paisaje, la bañera nos regala la vista a las montañas, él pasa sus manos por mis piernas y lo toco suavemente.

—¿Porque decidiste venir aquí? —pregunta.

Amo la naturaleza y hace unos años una amiga me dijo que conoció un lugar increíble donde fue de vacaciones, no sé si conoces a Juan, el del hotel boutique—respondo.

—Sí, lo conozco.

—Bueno él es amigo de mi amiga, un día hablando me dijo que era espectacular para venir a relajarme, así que decidí hacerle caso a los dos y venir unos días de vacaciones y ¡Me enamoré de este lugar!

—Qué interesante. —responde.

—¿Y tú? ¿Cómo fue que llegaste aquí?

—Vine primero por un proyecto laboral, una empresa muy grande, hacía trabajos para ellos. Los tiempos de preparación se extendieron mucho porque tuvimos muchas complicaciones para las instalaciones. Y tuve que acomodarme para vivir más tiempo del estipulado, mi primer viaje estuve en un hotel, luego en el segundo viaje fui a una cabaña y en el tercer viaje pasé a vivir en una casa de bosque muy bonita, pero un poco chica.

En un momento que volví a la ciudad me di cuenta que me encantaba vivir en contacto con la naturaleza y que podía trabajar desde aquí, así que un día tome la decisión y tiempo después elegí la casa donde vivo ahora, tiene todas las comodidades. Aunque recuerdo que fue bastante fuerte el cambio y acostumbrarme a nuevos hábitos y costumbres, pero desde el primer viaje sentí con el sonido de los pájaros, ¡Que este era mi lugar!

—¡Es increíble!

—¡Sí, lo es!

Nos quedamos por un rato más conversando mientras el agua de lago se mueve y nosotros curiosos observamos su movimiento.

—Vamos que te muestro la huerta. —exclamo.

—Dale, vamos.

—Podemos comer alguna fruta si te gustan. —comenté

—¿Naranjas?

—Sí, tengo naranjas. —exclamé.

Me levanto, me seco y voy a mi vestidor y le traigo una bata para él, nos ponemos las batas y bajamos por las escaleras nuevamente, al llegar a planta baja salimos al patio exterior.

—Ven por aquí. —respondo.

Cruzamos la pileta y llegamos a la huerta, llena de árboles a su alrededor.

—Aquí encontré que hay de todo un poco.

Mientras busco donde está el árbol de las naranjas y tomo una.

—¡Aquí Tenes! —le doy la naranja.

—Gracias. —responde.

—Mira estos árboles —le señalo mientras camino entre medio de ellos, son varios.

—Me encantan. —dice.

—¿Voy a poner una manta quieres? —pregunto.

—Sí, dale. ¿Tenes?

—Sí, ayer a la tarde estuve aquí leyendo, es un lugar increíble para la lectura.

Me acerco a una mesa debajo de los árboles y tomo una manta, la coloco entre los árboles, le pido que espere, y voy adentro a buscar una limonada, té frío y unos frutos secos para saborear.

Regreso y él se está acomodando, pongo en la manta la bandeja que traigo.

—¿Te gusta la limonada?

—Sí, me gusta.

Sirvo ambos vasos y me siento al costado de él, le acaricio la cara y le doy el vaso, ya es media tarde y me recuesto en la manta mirando al cielo, él hace lo mismo y observamos como el sol está cayendo, nosotros estamos resguardados bajo los árboles, él se acerca, se pone de costado y muy cerca mío, dice:

—¿Qué puedo hacer para que este momento sea aún mejor?

—¿Mejor? Para mí ya es perfecto, disfrutar de estos momentos es una gran magia pero... Podrías besarme si quisieras que sea perfecto. —mientras esbozo una sonrisa.

Sonríe y se acerca a mi boca.

Primero me da un beso solo tocando sus labios con los míos, luego se acerca de nuevo y se pone más dulce, abro mi boca y su lengua pasea por ella, mientras el me sujeta de la cintura hacia él, se sube encima mío y me sigue besando intensamente, lo abrazo poniendo mis manos en su cuello.

Él se apoya en sus rodillas abre mi bata y me observa, luego se me acerca y me besa nuevamente, comienzo a desatar su bata y lo ayudo a sacársela... y mientras me pregunta.

—¿Que te gustaría?

—Me gustaría que me desees, que tengas ganas de vivir una experiencia única, aquí al aire libre, debajo de estos arboles, que me enseñes lo que te gusta y mostrarte lo que me a mí me gusta.

—Esto del aire libre me encanta, la verdad es que me excita.

—A mí también.

Los dos nos revolcamos en nuestra ola de pasión y desenfreno, guardamos las palabras y solo nos enfocamos en cómo podemos vivir el contacto con el otro de una forma más expansiva, entregándonos ambos por completo al otro.

Estamos desnudos, en la naturaleza y eso nos hace sentirnos

libres, el poder mirarnos y atraernos. El poder observar nuestros cuerpos, no perfectos, pero que representan a dos personas deseosas de entrar en contacto con la piel del otro, acariciar la energía y poder sentir como respira. Es una entrega absoluta de cuerpo, energía y conexión.

Poco a poco entramos los dos cada uno a su momento en un modo de no retorno, una mezcla de sentir el cielo y la tierra. Ambos nos envolvemos en segundos de perder el conocimiento al entrar en contacto con nuestra sexualidad y estar completamente conectados físicamente con nuestra corporalidad. ¡Y si! Pudimos unir lo espiritual con lo terrenal.

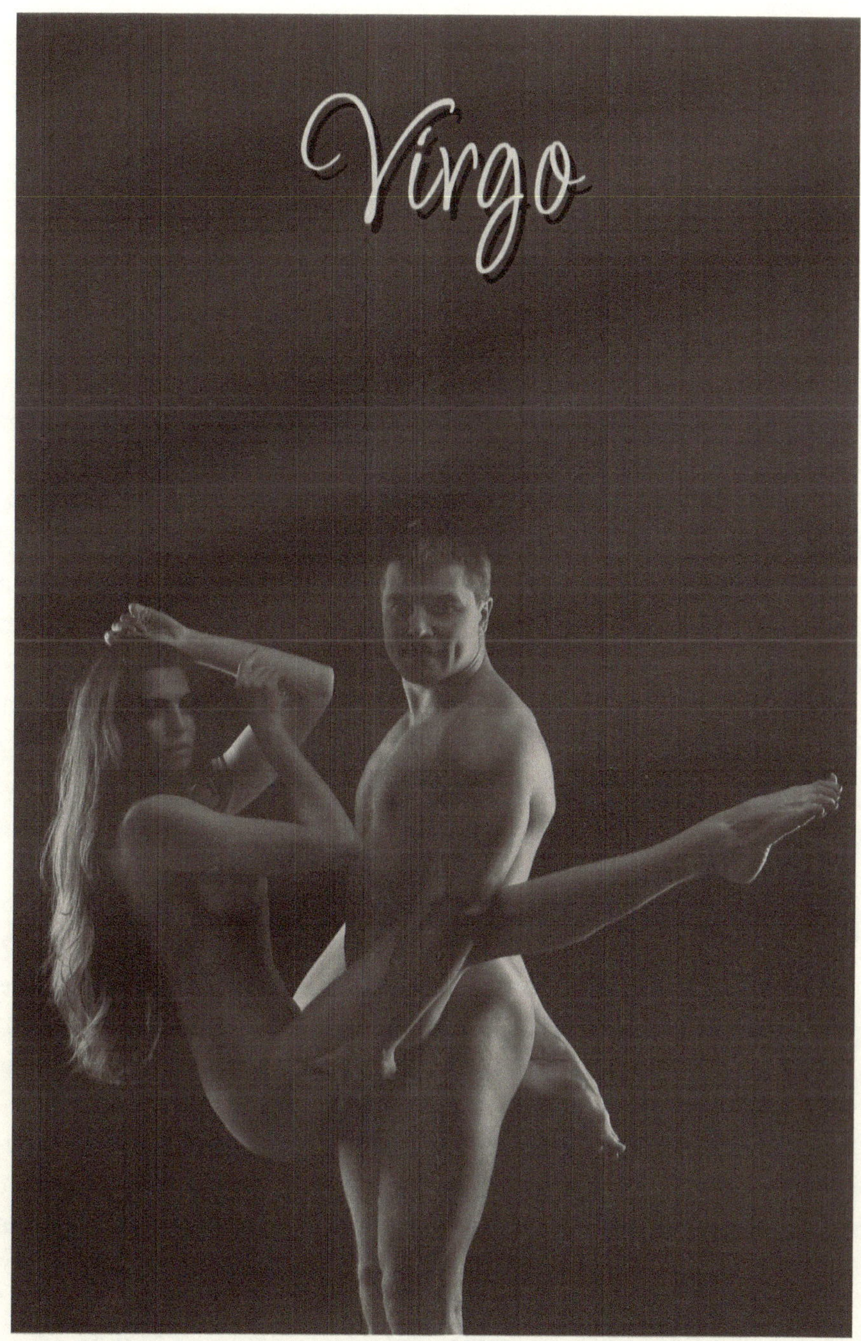
Virgo

8 ARIES: PASIÓN

Esos días con Marlon fueron mágicos, no solo estuvo conmigo ese día, fueron algunos días y noche durante mi estadía. Con él pude conversar un poco más, si bien tengo mi idea clara de mi experimento, me sentí muy segura de que el hecho de encontrarme con él unas noches, no me haría sentir deseos de profundizar para una relación. Su personalidad no iba de la mano con su edad, daba la impresión de ser mucho más grande.

Ambos nos contamos secretos de nuestras relaciones pasadas, esas infidencias que solo te atreves a contar a muy pocas personas. No sé cómo lo hicimos pero rápidamente conectamos con nuestras emociones más profundas, como una amistad instantánea.

Y el sexo también fue así: una fusión de entrega y simpatía espontanea. Pocas veces un hombre había puesto tanto énfasis en saber que me gustaba y que quería. Algunas veces también creo que sucede porque como dice la frase: «los hombres no lloran» es pecado aun para algunos hombres mostrarse sensibles y empáticos.

Con Marlon, fue distinto. Incluso nos agendamos para volver a conversar cuando regrese en mi viaje de fin de año, ¡No sé qué podría pasar! Ahora si me libere de mi propia regla de no volver a salir con alguien más de una vez. «¿Más reglas para romper una regla! Ya es demasiado» Pensé.

Aunque tengo que reconocerlo, varios días con él y de pronto me empezó a gustar la idea de conocer a alguien para volver a tener pareja, no sé si él era la persona, pero si empezó a gustarme nuevamente el encontrarme compartiendo con otro. Definitivamente estoy cambiando mucho el perfil de hombre que ahora me gusta y deseo para mí.

Aunque no tenía ganas de regresar, el momento había llegado, deje la casa y la naturaleza y regrese a Buenos Aires, mis compromisos laborales me esperaban nuevamente.

A medida que mi experimento iba fluyendo, iba contándoselo poco a poco a Sofía, ella seguía cada historia que le contaba. Habíamos conversando durante las vacaciones e incluso le envíe una foto con Marlon, ella se divirtió mucho, pero quede en que hoy le contaría un poco más sobre esa historia en el after.

Y como festejo de mi regreso el Jueves fuimos al bar, ella me conto como salió su cita con el hombre que estaba conociendo que tiene dos hijos y le conté como fueron mis días en Mendoza, mi recorrido efusivo por los viñedos y los maravillosos días de sexo y algo más con Marlon. Ella solo repetía una cosa: «¡No puedo creer lo cambiada que estas!».

Ya volviendo a mi casa esa noche, me di cuenta que me sentía muy cambiada. Hasta hace poco tiempo atrás estaba pensando cómo explorar mi sexualidad, como cuidar mi salud sexual, como podría conocerme más ¡y de pronto! Todo avanzo muy rápido, de una manera muy veloz, todo se convirtió en juegos y exploración.

Día tras día mi rutina se estableció y nuevamente me encontré de nuevo con los horarios de oficina, de after y almorzando con sofí. Conversando con ella me di cuenta que había llegado el momento de regresar al gimnasio, esta vez con algún ejercicio distinto, ya que antes había ido a probar clases de localizada pero me parecieron muy aburridas, ahora decidí anotarme en clases de entrenamiento funcional, bastante más intenso. Llame y me inscribí en las clases del jueves, por lo menos la semana próxima que empiezo, cambio el bar del jueves por el gimnasio.

El jueves estaba lista para ir al gimnasio, Sofí me acerco a la salida de la oficina.

Llegue a la clase y ya habían comenzado, así que rápidamente me acomode en una esquina, durante esa hora hice tantos ejercicios que me costó mantenerme de pie al finalizar.

De pronto se me acerca una compañera y dice:

—No te había visto antes. ¿Es tu primer día?

—Sí. —respondo— vine a ver cómo es esta clase, me parece un poco intensa ¿no? —contesto agitada.

—Es una actividad para descargarse con todo. Soy Eva.

—Sí, me doy cuenta. —confieso mientras trato de recuperar mi aliento—¡Un gusto Eva! Soy Amanda.

—¿Hace mucho que venís? —indago.

—Sí, unos años.

—¡Ah claro! Para mí es muy nuevo. —alego— espero adaptarme pronto.

—¡Sí, seguro que sí! Solo es cuestión de práctica.

Mientras nos alejamos de la sala de entrenamiento y caminamos hacia las duchas femeninas, ella indaga:

—¿De dónde eres?

—¿De Tigre, y tú? —respondo.

—¡Ah! Vivo en San Isidro.

—Claro, un poco más allá.

—Si ¿qué te trajo por la zona? —cuestiona.

—¡El profesor! me dijeron que era muy bueno —contesto mientras me acerco al lócker a sacar mis cosas.

Con mi bolso en mano voy observando que ducha está disponible para entrar, elijo una que está justo en la esquina, entro y de pronto escucho como se abre la ducha de al lado y ella comienza a hablarme:

—El profesor es muy exigente pero también te va enseñando poco a poco para que consigas tu máximo potencial.

—¡Sí, eso lo apreciaría un montón! no estoy acostumbrada a tanto esfuerzo —contesto.

—¡No Tenes de qué preocuparte! —responde.

—¿Y ahora vuelves para tu zona?

—Sí, tengo que ver como viajo porque tengo el auto en el mecánico...

—Te puedo alcanzar si quieres. —dice.

—¿En serio?

—¡Sí claro! Me queda de paso.

—Bueno te súper agradecería si me dejas en San Isidro, de ahí llego. —respondo.

Mientras cerramos las duchas y comienzo a cambiarme.

—No hay problema, te llevo, no me cuesta nada, tú me decís donde te queda cómodo. —responde.

—Te agradezco. —respondo.

Termino de cambiarme dentro de la ducha y salgo, tomo mis cosas, me peino y salimos.

—¿Vamos? —dice.

—¡Dale! —contesto.

Salimos y me señala su auto, subimos, me pregunta bien por dónde vivo y nos ponemos en marcha.

Vamos charlando un poco sobre los entrenamientos que hizo los últimos años, le cuento que es bastante nuevo para mí este ámbito deportivo, me recomienda continuar por seis meses y de ahí definir si lo disfruto o no.

—¿Es por aquí? —pregunta.

—Si, en esta curva doblas y ya casi llegamos.

—Ahí, a media cuadra. —señalo.

Estaciona y respondo:

—Bueno muchas gracias por traerme, el jueves nos vemos.

—No es nada ¡Nos vemos el jueves!

La voy a saludar y me sujeta de la rostro y me da un beso un tanto confuso...muy cerca de mi boca.

Medio extraña cierro la puerta del auto, y camino directo hacia mi casa, seguramente el jueves la vuelva a ver.

Me quede un poco confundida sobre su comportamiento del beso... pero probablemente sean ideas mías.

«No creo que sea tan lanzada ¿o sí? ¿Sera que le di a entender algo? ¿Quizás el viaje se pagaba con un beso?». Definitivamente me olvidare, ya tendré tiempo de saberlo. Toda la semana transcurre sin más, excepto que hoy es Jueves, salgo de la oficina directo para el gimnasio y llego a la clase un poco sobre la hora, saludo rápidamente y me queda ella al final, voy a saludarla y nuevamente me sujeta la rostro y dice bien cerca:

—¿Cómo estás?

—¡Bien! ¿Tu? —respondo.

—¡Excelente!

Yo sonrío, el profesor nos explica el ejercicio y comenzamos. Eva se acerca y me ayuda a hacer algunos. Me explica cómo mejorar la técnica, me sujeta las piernas para que las levante para los abdominales, se arrima y pregunta;

—¿Cómo vas? —dice.

—Aquí... no puedo respirar. —respondo sonriendo.

—¡No es cierto! —exclama y lanza una carcajada.

Terminamos de hacer los ejercicios y saludamos al profe, Hoy solo somos dos mujeres, vamos a las duchas y mientras busco mi bolso y ella el suyo me pregunta:

—¿Cómo te sentiste al día siguiente de la clase?

—Y cansada al principio, pero muy bien después, es como que me llena de energía.

Mientras me saco las zapatillas, me miro en el espejo, Eva se aproxima, con su mano toca mi rostro, apoya una y luego suavemente apoya la otra, la sujeta con sus manos y se me acerca lentamente.

«¡¿De verdad me va a besar?!».

Apoya sus labios en los míos, ¡Estoy un poco confundida! ella se aleja de mi boca y me mira los labios.

Vuelve a sujetarme y me besa. ¡Yo le respondo! siento como su lengua recorre cada espacio de mi boca, sus manos bajan hacia mi cintura ¡Estoy inmovilizada, no sé qué hacer! Me alejo y respondo:

—Creo que te confundiste. No pretendía salir contigo, discúlpame, es que me gustan los hombres y...

—No pretendía que salgamos, solo pensé que las dos sentíamos esta química.

—No... respondo sí, pero no esa química, si lo otro...

Me doy cuenta que me puse muy nerviosa, trato de relajarme y respondo:

—Sí, claro, química de compañeras.

—¡Espera! No te marees. Olvida lo que paso, me voy a duchar y te alcanzo ¿sí?

—Sí, dale.

Ella va hacia la ducha y mientras vuelvo a mi bolso a buscar el jabón, escucho como abre su ducha, busco otra ducha, me desvisto y abro la canilla, me quedo completamente en silencio y con muchas preguntas, no sé si fui muy brusca. Nunca me había pasado que una mujer me encare así directo y no me dio tiempo de pensar, igualmente después me asuste más, porque quizás piensa que soy homosexual y nunca tuve intensión de confundirla.

Mientras sigo pensando en mi mente ella dice:

—¿Y cuantas clases fuiste cuando empezaste la última vez el gimnasio?

Me quedo un poco sorprendida, porque su voz no parece de ofendida, inmediatamente respondo:

—Solo dos meses. Me aburrí bastante rápido.

—¡Lo imaginaba! —lanza al mismo tiempo que escucho una carcajada.

—Sí, no era para mí lo funcional. Me parecía muy simple y no me gusto.

—Sí, no te preocupes, para algunas personas es largo el camino de encontrar que actividad les apasiona.

Escucho que cierra su ducha y termino de enjuagarme y cierro la mía. «Parece que no habrá rencores», pensé.

Salí de la ducha y nos peinamos en el espejo mientras seguimos conversando sobre cosas triviales, juntamos nuestros bolsos y salimos. Me llevo a mi casa y el camino fue como la primera vez, muy divertido, sin tensiones. Al bajarla, ella me saluda normal, ya no hubo besos a medias.

—Nos vemos el jueves. —expreso como despedida.

—¡Dale!

Entro a mi casa, dejo el bolso en el sillón y me quedo pensando, no puedo dejar de pensar en todo lo que paso. ¿En qué momento le di a entender algo que no era? ¿Por qué me beso en las duchas? Me siento muy extraña, sentí mucho deseo de besarla y de hecho lo hice, nunca había sentido tantas ganas. Pero realmente me confundió. ¿Ahora significa que soy homosexual o bisexual? ¿Quizás tendría que ir a una psicóloga especialista en sexualidad? ¡Pero para! Lo que sentí fue deseo… eso sentí cuando se me acerco y me beso.

¿O sea que no eres homosexual, pero quieres probar? No lo sé… ¿se puede desear y no ser?

Creo que tendría que hablar de esto con alguien que sepa y me pueda orientar. Mañana sacare un turno con la sexóloga amiga de sofí, aunque creo que por el momento no le diré nada a ella.

El viernes en mi horario de almuerzo, viene Sofí y dice

—¿Salimos a comer?

—Sí, vamos.

Tomo mi cartera y salimos, le comento que me interesa llamar a su amiga, para pedir un turno para que me atienda. Me da su número y decido llamarla en ese momento, luego de que almorzamos, acordamos que iré el próximo viernes.

O sea que tendré que ver a Eva nuevamente el jueves. Quizás puedo no ir, hasta ver que dice la psicóloga. No, no debería. Tengo que poder resolver la situación. Es que si respondo que me gusto, ahora es como sentirme distinta, no creo que me vean igual, tampoco quiero ser pareja de ella, solo que si me gusto.

¡Qué desastre! Tantas cosas que pensar.

Decido ir el jueves al gimnasio, tomo el bolso, salgo de casa y al final del día, Sofí que aún no sabe nada de Eva, me deja allí. Ingreso y cuando llego solo hay dos hombres más, así que seremos dos mujeres, el profe y los dos compañeros. El profe me da las indicaciones a mí que soy más nueva y Eva le dice que ella me ayuda. Empezamos las dos y ella me guía, las dos nos reímos, porque ¡siento que es demasiado esfuerzo para mí! Pero ella me sigue alentando y repite que puedo.

Termina la clase y definitivamente quedo rendida en el suelo, Eva me estira su mano y me levanto. Saludamos a los chicos y al profe y vamos hacia las duchas.

Por un lado con un desgaste físico grande, pero por otro lado con toda la energía y adrenalina juntas. Acomodamos nuestros bolsos en la mesa y comenzamos a buscar las cosas para ducharnos. Entre comentarios y risa, decido decirle:

—Sabes que el otro día no quise ser torpe, no supe como plantearlo.

—Pero no fuiste torpe, te entendí muy bien.

—¿Si?

—¡Claro que sí! Tú piensas que Tenes que ser gay y pienso distinto.

—¿Cómo distinto?

—No pensé si te gustaban las mujeres o no, simplemente me gustaste, pensé que yo a ti también y eso fue todo, actué porque pensé que era así.

—Sí, ¡a mí también me gustaste! «Ups, creo que eso no lo tendría que haber dicho».

Ella se me acerca y dice:

—Pero si te guste, ¿entonces porque tanto rollo?

—Porque pensé…

—¿Qué pensaste?

Ella se me acerca más a mi cuerpo, las dos estamos solas.

—No quería que pienses.

Empiezo a ponerme un poco tímida y ella sigue:

—Solo quería pasar un buen momento… nada más.

Acerca sus labios muy cerca de los míos y repite

—Pero creo que tú no quieres pasar un buen rato conmigo ¿no?

Acerco mi boca y nos besamos. Una electricidad corre rápidamente por mi cuerpo, mis manos la sujetan de su rostro y puedo rozar su pelo, ella me besa con más pasión, suavemente desliza sus manos desde mis caderas hasta mis nalgas.

Luego del excitante beso, se aleja de mí, se agacha y busca algo en su bolso, se da vuelta y me toma de la mano para llevarme a la ducha, abre la puerta y entramos, de una manera apresurada y sin mucho espacio para dudar; me saca la remera, se saca la de ella, me besa ¡Me siento excitada y sorprendida!

Me apoya contra la pared de la ducha y me sigue besando muy intensamente, toca muy suavemente mis pechos. De la nada se frena y despacio se desliza hacia el piso ¡Me mira! Sujeta la parte de arriba de mis calzas y me las baja ¡Me tiemblan las piernas de los nervios!

Ella sigue sacándome las calzas y sube para seguir besando mis labios, aceleradamente se saca su calza y cae en el piso de la ducha.

Sus manos pasan a mi cintura y noto como con una mano abre el agua de la ducha, empieza a caer el agua y ella toma el jabón y empieza a pasármelo por el cuerpo.... estoy parada frente a ella y siento como desliza el jabón por mi cuello, luego por mis pechos mientras me saca el corpiño.... ¡Estoy completamente excitada!

Me acerco a ella y siento el roce de mi pecho con el suyo, nuestra piel se enlaza y forma una sola química. Mis manos abren el broche de su corpiño y se lo saco, tomo el jabón de sus manos y se lo paso por su cuello y luego me tomo mi tiempo para deslizarlos por sus pechos y de manera continua pero lenta me voy a acercando hacia el interior de los mismos, donde me esperan los detalles más finos, ¡Exaltados en un derroche de excitación!

Ella me saca el jabón, se acerca a mi cuello y comienza a lamerlo, lo besa y luego va bajando, con una mano me sostiene de la cintura contra la pared y con la otra sostiene el jabón que está deslizando por encima de mi bombacha.

Me mira fijamente y suelta el jabón al piso, su boca se pierde en el paraíso de mis pétalos rosados y siento como su lengua, eleva cada de uno de ellos con cada movimiento. El calor de sus besos desafía mi placer, sus dedos rozando las mismas zonas, al mismo tiempo que me presionan dulce pero con mucha intensidad. Mientras lo hace mi mira y ¡Me siento completamente deseada!

¡Ahora tomo el control! Sostengo sus manos con las mías y hago todo lo que ella hizo, la beso y replico cada paso. Puedo percibir en su piel, como ella responde ante el poder de mi seducción. ¡Y sé que le gusta! Sin mediar palabra, ella se arrodilla y me mira, luego sujeta mi bombacha y me la saca suavemente.

¡Mis piernas se aflojan!

Mis manos se apoyan las paredes, estoy definitivamente acorralada en ese pequeño espacio, cuando la observo ella, agarra nuevamente el preservativo que apoyo a un costado, lo abre y se lo coloca en la boca, se apoya en mi pelvis y el agua va cayendo en su rostro, mi pecho comienza a elevarse por mi respiración tan intensa y empiezo a entrar en éxtasis cuando ella decide besarme y acariciarme como si esperara que una flor se abriera, dando el tiempo exacto para que madure, mi cuerpo oscilaba entre la armonía de sus movimientos y su mordaz travesía...

En ese momento mi torso vibraba en aumento, tiro mi cabeza hacia atrás y me dejo llevar, me siento extasiada y hasta los dedos de mis pies me piden liberar la tensión que se fusiono entre mi pelvis y su rostro.

En segundos mi cuerpo se tensa rápidamente y luego de unos segundos llega a su mayor clímax.

Mientras ella se relaja y se levanta, recupero el aliento. ¡Fue todo tan intenso que no lo puedo creer! Nos relajamos, se acerca y me da un beso en la mejilla y dice:

—Paso a la otra ducha así nos enjuagamos y salimos.

—Dale. —alcanzo a responder.

Abre la puerta, mira que no haya nadie y se pasa a la ducha de al lado. Luego dice:

—¿Te llevo?

—Dale ¿Podes?

—Sí, si voy para allá. —responde.

Salimos las dos con los bolsos, subimos al auto y emprendemos viaje. Mientras conduce, la percibo un poco curiosa, sutilmente desliza:

—¿Asumo entonces que fue tu primera vez con una mujer?

—Sí ¿por? —contesto con tono bajo, tímida y sonrojada.

—Al principio me pareció que tenías experiencia.

—No, no la tenía.

—¿Te gustó? —pregunta.

—¡Sí, me gustó! ¿No se notó?

—Sí, pero quería saberlo. —dice con su carácter directo.

Me deja en la puerta de mi casa y nos saludamos. El jueves próximo nos volveremos a ver. Entro a mi casa y después de dejar el bolso en el comedor, voy hacia el sillón de mi living y me acuesto, me siento entre un tanto sorprendida y un tanto excitada de haber vivido semejante experiencia.

Nunca había estado con una mujer ¡Ni recuerdo que haya sido un deseo querer estarlo! Aun no puedo creer lo que sentí con ella, desafío los prejuicios que tenía con respecto a ampliar mis vivencias ¡Esto no me lo esperaba!

Definitivamente no he cambiado mi preferencia sexual y romántica, pero me sorprendió lo bien que la pase. Ella supo tocarme de una forma que nadie lo había hecho, creo que puede ser porque ella es mujer y sabe que nos gusta y como ¿Sera eso?

Realmente varias dudas naufragaron por mi mente, ¿El jueves la veré nuevamente? ¿Con que cara la veo de nuevo?

¡Su carácter bien directo y al punto fue algo que me incendio! No dudo ni por segundos.

Por un lado tengo muchísimas ganas de salir de nuevo con ella y seguir explorando, creo que voy a poder conocerme más con ella… pero por otro lado, le dije que solo saldría una vez.

Ahora si tengo una confusión mental, pero iré viendo cómo se desarrolla todo y tomare cartas en el asunto, después de todo, quizás no la vuelva a ver.

Para mí liberación mental llego el viernes y con ello mi cita con la psicóloga sexóloga. Acudí a la cita y le comente un poco la situación. Fue muy difícil relatar todo en pocos minutos, pero lo hice. Solo conté lo que más me importaba, este deseo de experimentar un encuentro sexual, con una mujer que nunca había sido de mi preferencia.

—Entonces me sucede, que nunca me plantee estar con una mujer, nunca me sedujo estar con una.

—Entiendo, pero ahora te sucedió y ¿el conflicto es…?

—¿Que soy homosexual o bisexual?

—No lo sé, ¿lo eres?

—No.

—¿Entonces?

Mientras pienso Emilia me interrumpe:

—Me gustaría ampliar tus conceptos: el deseo sexual es uno. Y el deseo de una pareja sexual y romántica es otro. Pueden ir de la mano o no.

—Creo que entiendo poco.

—Tú puedes elegir tener sexo con una mujer por deseo, pero no significa que tu preferencia sexual y emocional para formar pareja sea con una mujer. A veces las dos coinciden, a veces no. Por eso es importante diferenciar que es una fantasía de una preferencia.

El deseo es una llama que se enciende, algo que nos mueve y la preferencia es algo que elegimos o nos gusta y a veces no estamos tan seguros de porque nos pasa.

—Entiendo, o sea que si deseo tener sexo con ella o me atrae, podría desencadenarse algo más o no, porque parte de un deseo y no de mi preferencia habitual.

—Muy simple, pero si, ¡así es!

—El sexo con ella no va a definir tu preferencia, excepto que por alguna razón, ya sientas duda.

—No, nunca tuve dudas.

—Entonces la respuesta es esa. El deseo es algo que nos enciende y no hay pareja sin deseo. Ahora hay deseos pero a veces no desembocan en pareja.

—Claro, estoy encontrando mayor claridad ahora.

—No te puedo decir que hacer, pero si podes ver la claridad entre ambos conceptos, podes encontrar tu mismas las respuestas sobre qué hacer.

—Sí, ahora entiendo más.

—Excelente y no te preocupes que es normal confundir un deseo con otras cosas.

Nuestra sesión se termina y salgo con otro turno para poder seguir conversando un poco más de esto que si bien me quede más tranquila, me sigue inquietando.

Finalice mi semana laboral ahí. El fin de semana estuve pensando que hacer con Eva, no porque ella me haya propuesto nada, por lo visto es bastante de tomar impulso y lanzarse, lo cual es bueno, porque soy un poco más tímida. Pero la idea de que podría pasar con ella estaba como una fantasía ahora en mi mente.

El Lunes retome mi semana de trabajo en la oficina y nuevamente volví a las andanzas. Estas semanas son de cierre y quiero tener todo antes para no correr a último momento pidiendo los informes. Efectivamente al día jueves, solo me queda que me entreguen la última presentación. Pero cumplí con mi objetivo y con eso, decidí ir al gimnasio a descargar mi energía, por un lado tenía un deseo aventurado de encontrarme con Eva, pero por otro lado moría de vergüenza o de miedo, no lo sé... ¿Vergüenza de verla? ¿Miedo de enamorarme? ¡No, imposible! ¿Segura? Voy a ver qué sucede, quizás no vaya...

Veo que va saliendo mi amiga Sofía y dice:

—¿Te dejo al final en el gimnasio?

—¡Dale! —respondo.

Tomo el bolso, apago las luces y salgo con ella.

Durante el viaje converso con ella y nos ponemos al día sobre los últimos pasos de las negociaciones.

—Definitivamente va a haber un cambio importante si firmamos con ellos.

—Sí, ¡será el gran cambio!

—¡Lo merecemos!

—¡Así es!

—Todavía tendría que definir los últimos detalles, ¡pero va a ser un éxito!

Vamos llegando y estaciona, la saludo y bajo, prometo verla mañana y seguir los pasos de cómo va el cierre de negociación.

Ingreso al gimnasio, voy tímidamente y llego temprano, saludo pero ella no está, me relajo, pero también me queda una sensación un tanto de vacío.

Comenzamos la clase, cuando de pronto al darme vuelta, veo que ella está viniendo, me saluda levantando su mano a la distancia y toma un lugar para seguir la clase sin interrumpir.

¡Mi cuerpo se exaltó al verla! Siento dentro de mí un juego entre curiosidad y deseo, es una mezcla de sensaciones ocultas y me generan muchas ganas de explorarlas.

Termina la clase y se acerca a saludarme, vamos con dos

chicas más a las duchas, hoy está lleno, así que nos duchamos y luego la veo cuando estamos frente al espejo peinándonos, me sonríe y con algunas chicas alrededor, ella dice:

—¿Te llevo o viniste en auto?

—No, vine con una amiga que me dejo.

—Dale, entonces te llevo. Si me esperas, salimos.

—Dale. —respondo con cierta timidez.

Tomamos nuestros bolsos y salimos del gimnasio, llegamos al estacionamiento y guarda los bolsos atrás. Subimos y tomamos la ruta camino a casa.

Ya está bajando el sol y nos acercamos a la zona más desierta, noto como baja la velocidad en una curva y se sale del camino hacia un lugar lleno de pasto, estaciona en ese descampado, frena, estira su cuerpo para acercarse a mí y me besa.

Desliza su mano hacia mi pierna y luego hacia mi pelvis, la acaricio por encima de su remera y discretamente rozo sus pechos.

Me sujeta de la cintura y aumenta la intensidad de sus besos. Luego para y dice:

—¿Bajamos?

—¿Aquí en el medio de la nada? —respondo.

—Sí, era la idea —responde.

—¿Idea? ¿Vamos a tomar unos mates? —respondo pícara.

—No, es la hora del té —suelta en tono sarcástico.

—¿Vamos? —pregunta con una enorme sonrisa.

—Sí, vamos.

Abre la puerta, abro la mía y caminamos hacia la parte delantera del auto, estamos al aire libre, nos apoyamos en el capot y admiramos la vista, vemos como el sol está bajando y nos regala un increíble atardecer de película.

Mientras ella se para enfrente mío, me apoya contra el auto, la sujeto de la cabeza y comienza a besarme, me saca la remera y empieza a tocarme mis nalgas, luego me da vuelta y me saca el corpiño, me empuja contra el capot, se agacha y comienza a sacarme las zapatillas, luego me apoya de atrás y me baja el pantalón.

Me siento completamente expuesta al aire libre apoyada en el auto desnuda, con sus manos comienza a palpar mis piernas desde los tobillos hasta mi nalgas, cuando pasa por sus manos por mi entrepierna.

Me voy vuelta y la beso, ella me toca el pelo, me observa y me susurra al oído:

—Me encanta verte desnuda, eres muy linda.

—¡Gracias! —respondo sonrojada.

Me besa y mientras levanto su remera delicadamente, ella me ayuda al levantar los brazos y se la saco ¡Ahora realmente la deseo! Antes no lo había notado tan fuertemente como ahora.

El beso se vuelve más profundo, voy bajando su pantalón, me deslizo hacia el suelo, saco sus zapatillas y su pantalón. Ella me empuja contra el capot y me levanta para apoyarme sobre el, estoy encima del auto solo con mi ropa interior.

Pausadamente comienza a abrir mis piernas, acaricia mis tobillos y sube muy lentamente, juega con su boca y sus manos y puedo sentir como mis piernas tiemblan cada vez que su boca roza mi piel. Me siento muy excitada de estar al aire libre, desnudas y viviendo en primera persona como el placer amplificado sucumbe en todo mi cuerpo.

Desde que la conocí su lengua era magia y ahora visitaba mi zona que con ella conoció el colapso de placer, entre rechazo y deseo, entre inseguridad y conocimiento, entre miedo y gran confianza.

El placer que siento es fascinante y no puedo más que cerrar los ojos y entregarme por completo a la experiencia.

Siento como la intensidad de sus movimientos aumentan junto con el aumento de mi respiración, se vuelve todo más vertiginoso abro mis ojos y la miro. Ella está disfrutándolo tanto como y es por eso que el placer se siente tan bien.

Puedo sentir como la adrenalina corre por mis venas en todo mi cuerpo. Ella me enseño la clave de mi libertad y ahora quiero entregarle la suya.

Estiro mi mano para bajar del capot, tiramos nuestras remeras en el paso e inmediatamente comenzó a besarla, al ver como disfrutaba ella de darme placer, me di cuenta que de eso se trata: de disfrutar darle placer al otro. Me preparo para besar todo y cada parte de su cuerpo. Eva se relaja y con mis manos y mis besos se entrega por completo a mí.

Antes de sumergirme y descubrir su zona más placentera, tomo un preservativo, solo deseo que ella encuentre conmigo el placer más intenso e inolvidable.

Cuando entro en contacto con su cuerpo, puede sentir como una profunda neblina de sensaciones nos invade, la melodía de mis besos eriza su piel y la hace brillar de placer. Ella vive su estallido y me pierdo con ella.

Nuestros cuerpos se relajan y me acuesto al lado de ella, ambas miramos el cielo y luego apoyo mi cabeza en su pecho. Puedo sentir como su corazón aun esta exaltado por mis movimientos.

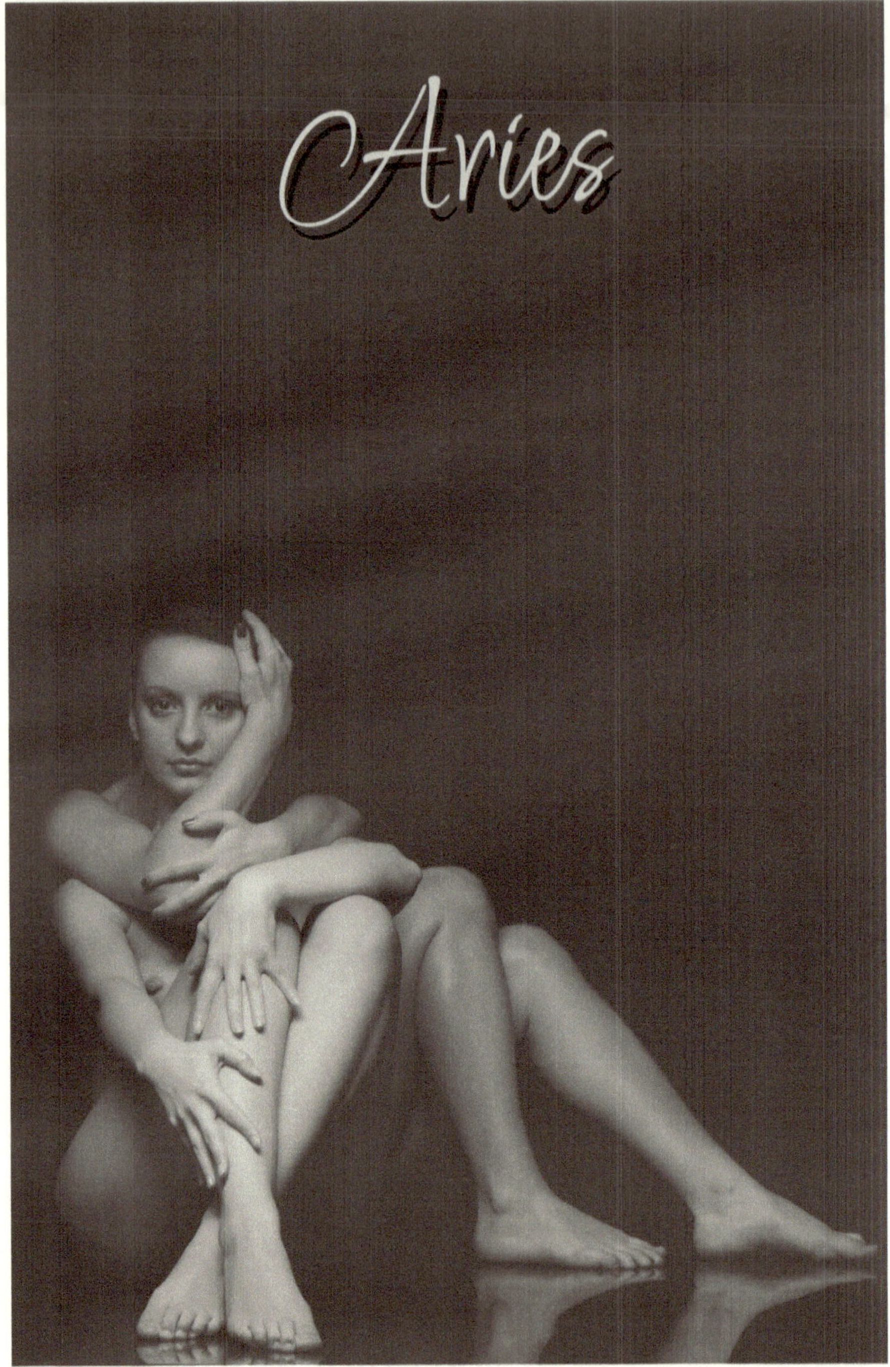
Aries

9 CAPRICORNIO: RESISTENCIA

Eva me llevo a lugares donde nunca antes había estado. Recorrió mi cuerpo de una forma que me enseño que puede gustarme a mí misma. Definitivamente fue un desafío para mi autoconocimiento, ya que ella comparte la misma anatomía, ¡El mismo detalle único que tenemos las mujeres solo para sentir placer! Y Eva lo enciende como nadie.

Más que un encuentro sexual con ella, descubrí como tocar su cuerpo y por eso comprendí como tocar mi cuerpo, ¡Además fueron momentos de mucha pasión! ¡Y sí que la hubo!

Con ella actué distinto, la vi dos veces, pero ahora si sentía que era momento de pasar a vivir otra experiencia. Con su forma de ser tan frontal pude ver en mi misma ese deseo, esa llama que nació de la nada y se consumió de forma maravillosa. ¡Este experimento se volvió muy enriquecedor!

¿Quién diría que hubiera deseado acostarme con una mujer? Y no solo eso, enfrentar mis prejuicios y desearlo hacer una vez más.

Sé que aparecerán más opciones cuando sea el momento, así que por lo pronto, ha llegado de mi travesía: hoy tengo que armar la mochila y emprender viaje. ¡Me voy a subir una montaña por primera vez!

Tomo el avión directo a Córdoba, de allí me esperaba mi segundo traslado para continuar el viaje unas horas más hasta el ingreso al cerro.

Llego y acomodo mi mochila, me preparo cuando de pronto llega Aarón, él es la persona que compartió conmigo su amor por las montañas y hoy por el estoy aquí con este desafío. Lo saludo y me presenta al grupo y a su amigo Dante. Muy ligeramente emprendemos la caminata. Noto que hay personas de todas las edades, lo cual me hace sentir más tranquila.

Finalmente luego de una larga caminata, llegamos al refugio y hoy ya se terminó el día, fue largo e intenso, pero con la energía suficiente llegue. Hoy dormiré ya que mañana tenemos que levantarnos temprano.

Retomamos ¡Hoy todo está ligeramente nevado! Lo cual para mi es sorprendente, también porque la temperatura es sumamente baja y tendré que abrigarme bastante.

Salimos y vamos quedando en fila, quedo muy cerca de Dante y comenzamos a charlar, me cuenta que ya tuvo un par de experiencias subiendo y que esta parecería ser una más, si no fuera porque ahora está preparándose como guía...

Al mismo tiempo que el asiste a Aarón y a algunas de las personas, nosotros vamos conversando sobre su experiencia en las montañas y mi inexperiencia también.

Llega el final del día y llegamos al refugio, dejamos las mochilas y vemos que ya comenzaron a hacer la fogata. Lo encuentro a Aarón y me pregunta:

—¿Cómo lo estas llevando?

—¡Bien! estuve entrenando bastante, así que la llevo bien. ¡Aunque extraño las comodidades y el agua bien caliente!

Él sonríe.

Veo que viene acercándose Dante y Aarón le pregunta:

—¿Cómo fue?

—Bien, tranquilo.

—Perfecto, seguimos así. Ya vengo— dice y se levanta.

—¿Cómo te sentís? —pregunta Dante.

—Justo le decía eso a Aarón, entrene bastante, salí a caminar y correr durante estos meses, aunque creo que exagere. Pero me prepare.

—Y, es duro la primera vez, pero después es como todo,

costumbre y preparación.

—¡Tal cual!

—¿Y tú a que te dedicas? —pregunto.

Mientras nos sentamos al costado de la fogata, él me cuenta que es CEO en una empresa de ingeniería y que ahora se presentó para ver si consigue liderar un proyecto bastante más grande y con otras responsabilidades mayores.

—¡Qué bárbaro! —respondo— ¡Es impresionante!

—Sí, llevo muchos años trabajando por esos objetivos.

—Espero que se te pronto esa gran oportunidad.

—¡Sí, yo también!

—¿Y a que te dedicas? —Pregunta él.

—Tengo una empresa.

—¡Que interesante!

—Sí, tengo suerte de que me gusta y me va muy bien.

—¡Me alegro! ¿Y cómo es que terminaste aquí?

—Aarón siempre me hablo de la vida de montaña y me dije a mi misma: ¡Me tengo que atrever! Así que me decidí y luego me aconsejo como entrenarme. ¡Es como jugar a la niña exploradora!

Larga una carcajada.

—Nunca arme una carpa, pero lo estoy intentando.

—Ya vas a ir aprendiendo.

—De hecho tuvimos que reservar un lugar en medio de un bosque porque era lo único disponible, ¿conoces esa zona?

—¡No, no conozco! Aarón me conto de ese lugar pero no llegue a verlo.

—¡No es nada de otro mundo!

Empiezo a tener sueño y respondo que me voy a dormir, mañana arrancamos nuevamente otra caminata.

—Allá nos cruzamos ¿dale?

—¡Sí, nos vemos mañana!

Me despido y emprendo camino a mi cabaña.

Al día siguiente con todo listo en la mochila salimos, emprendemos 3 horas de caminata y nos volvemos a cruzar con ellos, llegamos al mismo tiempo, charlamos sobre como dormimos y dice que Aarón salió con el otro grupo que no tardará en llegar. Mientras comemos unas frutas en el descanso, Dante se me acerca y me convida agua. Tomo y se la devuelvo. Ya tenemos que volver a caminar, ahora si nos juntamos todos, llega Aarón y salimos todos en fila. Me acomodo detrás de ellos, vamos contando historias de accidentes de montaña.

Llegamos hasta los refugios de la zona, empiezo a buscar a mi guía y dice que viene retrasado porque una chica se lastimo el pie. Así que los chicos me ofrecen esperar en el refugio, hasta que llegue el guía y me pueda llevar a mi cabaña con mi compañera. Mientras charlo con ambos me entero que esa chica es mi compañera.

Ya estaba oscureciendo cuando llega el guía con mi compañera, me comenta que lamentablemente ella necesita descansar y no puede seguir caminando por algunas horas al menos... respondo que no tengo problema pero la cuestión es que necesitamos intercambiar a alguien de ahí por ella, los lugares del refugio están justos. Aarón propone que Dante me acompañe, así ella puede quedarse en el refugio, él dice:

—Iría, lo sabes, pero mañana amanecemos más temprano y tengo que preparar y armar a los chicos.

—No tengo problema, no sé si a Dante le molestara.

Dante hace un gesto despreocupado y dice:

—¡No chicos, no tengo problema!

Mi guía dice:

—Bueno porque no vamos saliendo los tres entonces, porque ya está muy oscuro.

—¡Dale!

Cargamos las mochilas y salimos. En la caminata nos cuenta sobre cómo se lastimo el pie y que espera que tengamos buenas expectativas mañana para que pueda llegar a la cima.... vamos llegando a mi refugio y el guía dice:

—Recuerda mañana a las cinco pasamos por aquí y arrancamos.

—¡Sí, estaré preparada!

El sigue hasta su cabaña y nos quedamos solo nosotros dos.

Ingresamos y respondo donde puede dormir y dejar sus cosas. El acomoda sus cosas y yo respondo que voy a entrar a bañarme, hace unas horas que estamos sucios y transpirados de tanto caminar, él dice que va a poner el agua para tomar mates. Entro, me baño y salgo nueva como si estuviera en un centro de spa.

—Ya que terminaste, entro a bañarme.

—¡Perfecto! voy preparando el mate. —respondo.

Lo veo venir a la mesa y lo noto serio pero ¡Tan guapo! ¿Sera porque antes estábamos llenos de tierra? Me ve sentada en la mesita fuera de la cabaña y se sienta conmigo, tenemos una increíble vista de montañas y la luna es la que alumbra.

—¡¿Te sacaste la tierra y te pusiste lindo?! —respondo con una sonrisa pícara.

Él sonríe.

—¿Te parece? —responde tímidamente.

—¡Sí, creo que sí! ¿Tú que piensas de mí?

Se sonroja y dice:

—Que estas más limpia.

Le convido un mate y nos reímos.

—¡Relájate! no te voy a acosar aunque me parezcas lindo. No hablo más del tema. Contame de tu nuevo cargo...

—Dale te cuento.

Le doy el mate y le apoyo cariñosamente mi mano en su mano para decirle que se relaje y me empieza a contar como sería el procedimiento, que tendría que viajar y sin fecha de retorno, quizás idas y vueltas, no sabe si la sede la van a dejar confirmada en Argentina o en Francia. Me explica que tiene que volver a estudiar francés para recordar algunas cosas, los cambios que le traerían con sus padres y hermanos, ya que la vería menos que ahora. Se explaya en todos los detalles, conversamos largo rato y respondo, tendríamos que ir a preparar algo para cenar.

Entramos y me pongo a preparar algo, él pone la mesa que tenemos adentro, encuentra dos cervezas y cocine unas pastas que teníamos con salsa. Sirvo y nos sentamos, seguimos charlando un poco sobre el trayecto de mañana.

Al mirar la hora y decidimos ir a dormir, mañana arrancamos

temprano. Levantamos los platos y cada uno va a su cama, llego a la mía, empiezo a acomodar mis cosas y no encuentro mi bolsa de dormir, voy al comedor y le pregunto:

—No encuentro mi bolsa ¿la tomaste de casualidad?

—No, no la tengo, pero te presto la mía si no.

—No, te vas a morir de frio y mañana no vas a poder caminar.

—Espera que vuelvo a buscar. —respondo.

El me sigue y me ayuda a buscar. No la encontramos.

—¿Quieres que busquemos algo para hacer un apoyo y nos tapamos los dos con la bolsa?

—¿No te molesta?

—¡No, no me molesta!

—Traigo las cosas y la armamos aquí. —respondo.

Bueno te ayudo. Vamos a buscar las cosas, armamos una capa debajo, por encima del colchón y medio incomoda y rara nos acostamos. El entra y se pone esta boca arriba mirando el techo, me pongo igual. Mientras que ambos miramos el techo respondo:

—¿Levantamos todo lo de afuera?

—Creo que si ¿por?

Y de repente tengo una iluminación y recuerdo... ¡La bolsa está afuera! Respondo:

—¡Ya se!! La bolsa la dejamos afuera, la voy a buscar.

Me levanto. Salgo y encuentro la bolsa que se estaba aireando afuera. Entro y respondo:

—¡Ya está! Mira.

El me mira y dice:

—¡Qué bien que te acordaste!

Me ayuda a traerla y la acomodamos en mi cama, le agradezco y se va a su cama. Me dice hasta mañana, me desnudo, cierro mi bolsa de dormir y me duermo.

Al día siguiente comienzo a escuchar el sonido de un algo que golpea la ventana, abro los ojos y me levanto, al mirar por la ventana noto que el ruido es la rama de un árbol rozando el vidrio, noto que afuera está todo nevado y estoy desnuda, me agarra frio, así que me visto con mi jogging. Salgo al comedor caminando despacio y escucho:

—¿Dormiste algo?

—¡Si! y ¿tu?

—¡Sí, también! ¿Qué hora es?

—¡Es temprano! —respondo, me desperté por un ruido y vi que esta todo nevado.

—Ah pensé que ya era la hora. ¿Esta nevado?

—¡Sí! ¿Notas que hace más frio o es mi sensación?

Abre su bolsa de dormir, miro para el otro lado, él también durmió desnudo parece, se pone un pantalón y se acerca a mirar conmigo por la ventana, el paisaje es poco claro pero concreto: un paraíso montañoso con piso blanco y con gotitas blancas que se mueven con fuerza por el viento. Siento su rostro muy cerca del mío y cuando él me mira, encogiendo mis hombros, susurro:

—¡El paisaje me da frio!

Él sonríe mientras que se acerca aún más a mi rostro, acerco mis labios a los suyos, mis manos tocan sus manos y el lentamente apoya sus manos en mis caderas.

—Te tengo ganas… —dice.

Él acerca la mesa hacia la ventana, me sube a ella y sujeta mi rostro con sus manos, primero me mira y luego comienza a besarme el cuello, por momentos cierro los ojos y por momentos puedo ver el paraíso de fondo: montañas y bosque verde tapados por el blanco de la nieve y destellos blancos que se mueven a toda velocidad.

Mientras acaricio su espalda nos besamos, su boca es un delicioso frenesí que desde que lo conocí, deseo probar. Me dejo llevar con mi cuerpo y él toma el control, su mano se mete por debajo de mi remera y comienza a acariciar mi piel, con su otra mano toca mis caderas, ¡De una forma sutil pero encantadora! Deslizo mis manos por su torso y su expresión facial parece decir que le encanta.

Siento un gran fuego que nos arrolla, mi respiración va en aumento y mi piel puede percibir sus manos intensas.

Él quiere tocarme toda y dejar sus huellas en cada parte de mi pelvis, sus manos se mueven rápidamente, mi cuerpo está en éxtasis, con mi voz muy agitada, solo alcanzo a decir:

—Esto es delicioso...

—¡Quiero que disfrutes! —Me susurra al oído.

El aumenta la intensidad con la que me toca y puedo sentir como todo en mí se tensa, como mi cuerpo responde ante semejante estimulación. Sin buscarlo comienzo a temblar... un escalofrío recorre mi cuerpo y por segundos siento una explosión interna mágica y exploto de satisfacción.

Mi cuerpo se relaja y él me pide cambiar de posición, poco a poco nos dejamos llevar y es como si con cada movimiento la energía entre nosotros se renueva, nuestra pasión esta alborotada y pidiendo más. ¡Él quiere más y más acción!

«¿Acaso no se cansa?» Pienso mientras recuerdo que aún nos queda subir parte de la montaña.

A los pocos momentos los dos caemos rendidos. Fue como vivir 2 noches en una. Miramos el reloj y decidimos ir a bañarnos rápidamente. Nos vestimos, preparamos las mochilas y con ellas a cuestas, salimos, justo llega el guía y vamos conversando sobre la escarcha que nos dificulta un poquito la caminata. Nos quedan unas largas horas de camino, avanzamos sin problemas mayores, pero con esfuerzo, hoy hacemos cumbre, llegamos a la cima.

Luego de 5 horas de caminata llegamos a la cima. Estamos extasiados de felicidad, nos sacamos fotos, posamos de mil maneras distintas, callamos, disfrutamos la calma, el paisaje que es increíble. Exploramos cada espacio, notamos como el viento sopla y memorizamos todo el camino que hicimos para llegar a donde estamos y llegamos a lo más alto para poder apreciar esa bella vista. Fue un gran entrenamiento de preparación, de resistencia y constancia.

Más tarde nos avisan que comenzamos el descenso, se acerca Aarón y le pregunta a Dante si quiere hacer el recorrido alternativo al refugio, que en unos momentos el camino se abre y seria ahora el momento de decidirlo... El me mira y me pregunta:

—¿Vamos?

—Sí, vamos. —respondo.

—Bueno dale. —lo mira a Aarón y le dice que sí.

Aarón nos mira y se ríe. Le da las pautas y luego acota:

—Cuídalo para que llegue entero.

Ambos nos reímos. Comenzamos a caminar y pronto llegamos al punto clave, nos dividimos. Nos despedimos de Aarón y los demás.

—¡Nos vemos en el refugio! —respondemos a coro.

Empezamos a bajar por esa zona, son muchas rocas grandes, caminamos durante una hora hasta que llega el momento del descanso. Los dos nos paramos a observar la vista, ¡Es el rincón más privilegiado del universo! Mientras cae el atardecer, podemos ver: el cielo celeste, el sol bajando, mucho verde y colores por la naturaleza y como si no fuera poco podemos observar las montañas que nos quedan por bajar, estamos en una increíble altura para poder observar todo, definitivamente es... ¡Un momento de película!

Luego de quedarnos mirando por un momento, nos sacamos las mochilas, busco algo para comer y relajamos las piernas por unos momentos, mientras él está apoyado en una piedra tomo agua, me acerco y le estiro con mi mano la botella para dársela.

—¿En cuánto crees que lo hacemos? —pregunta.

—¿Qué cosa? mmm ¿bajar? —me nota un poco confundida.

—¡Claro! estamos yendo al refugio, ¿Que más podría ser?

—Bueno... ¡Nada! Tenes razón. —le respondo sonrojada.

—¿En dos horas? —respondo.

Él me devuelve la botella de agua pero no la suelta, tiro un poco más y el me empuja hacia él, me acerco, me sostiene de la cintura y lo beso con mucha pasión, luego ambos nos tomamos un momento para mirar las montañas y el paisaje y me mira nuevamente, sus manos bajan a mis muslos suavemente y ahí entiendo de que va la cosa.

—No te puedo explicar con palabras como me gustas tú y este momento—le susurró al oído.

—Eso importante porque estamos en la montaña y hace frio. —responde.

Suelto una carcajada, vuelvo a observar el paisaje y propongo:

—Porque no nos sentamos en esa roca.

—¿Cuál?

—¡Esa! —mientras la señalo.

—Vamos.

Nos movemos hacia adelante y tenemos una vista casi 360, miramos que no haya nadie cerca, estamos en la cima de la montaña viendo todo a nuestro alrededor, en una piedra enorme muy cerca del precipicio, tira mi campera, me acuesto boca arriba y él se acuesta al lado mío. Es una escena de película: los dos mirando al cielo, dándonos el sol de frente cuando él apoya encima de mí.

—Esto es maravilloso. —respondo con tono ensoñador.

—¡Me encanta! —responde.

El me besa y aunque seguimos vestidos deseamos sacarnos todo. Nuestros brazos se mueven muy rápido, tratando de desvestirnos, pero es imposible, entonces el baja su mano, desabrocha mi pantalón y como aun así no es suficiente, él se levanta y se acerca a mis caderas, abre mi pantalón mientras me mira, lo baja y vuelve a besarme y apoyarse encima de mí, luego dice susurrando al oído:

—Solo quiero llenarte de placer.

—¡Eso me parece fantástico!

Él me acaricia y me hace sentir más cerca de las estrellas, que pronto estarán por llegar.

—Me gustaría ver el otro paisaje. —expresa susurrando.

Me mira, y dice:

—¿Quieres levantarte y ver el atardecer?

—¡Si, claro que sí!

Él se arrodilla, saca de su bolsillo un preservativo, desabrocho su pantalón, él lo baja mientras me doy vuelta y los dos arrodillados podemos observar como cae el sol y se oculta por debajo de las montañas, ¡es un atardecer increíble!

Mientras el éxtasis entre nosotros corre una y otra vez... los dos podemos ver lo poco que queda del sol escondiéndose.

A cada uno nos llega en su momento pero sin dudas los dos sentimos que por unos segundos tocamos el cielo con las manos...bueno las manos y algo más.

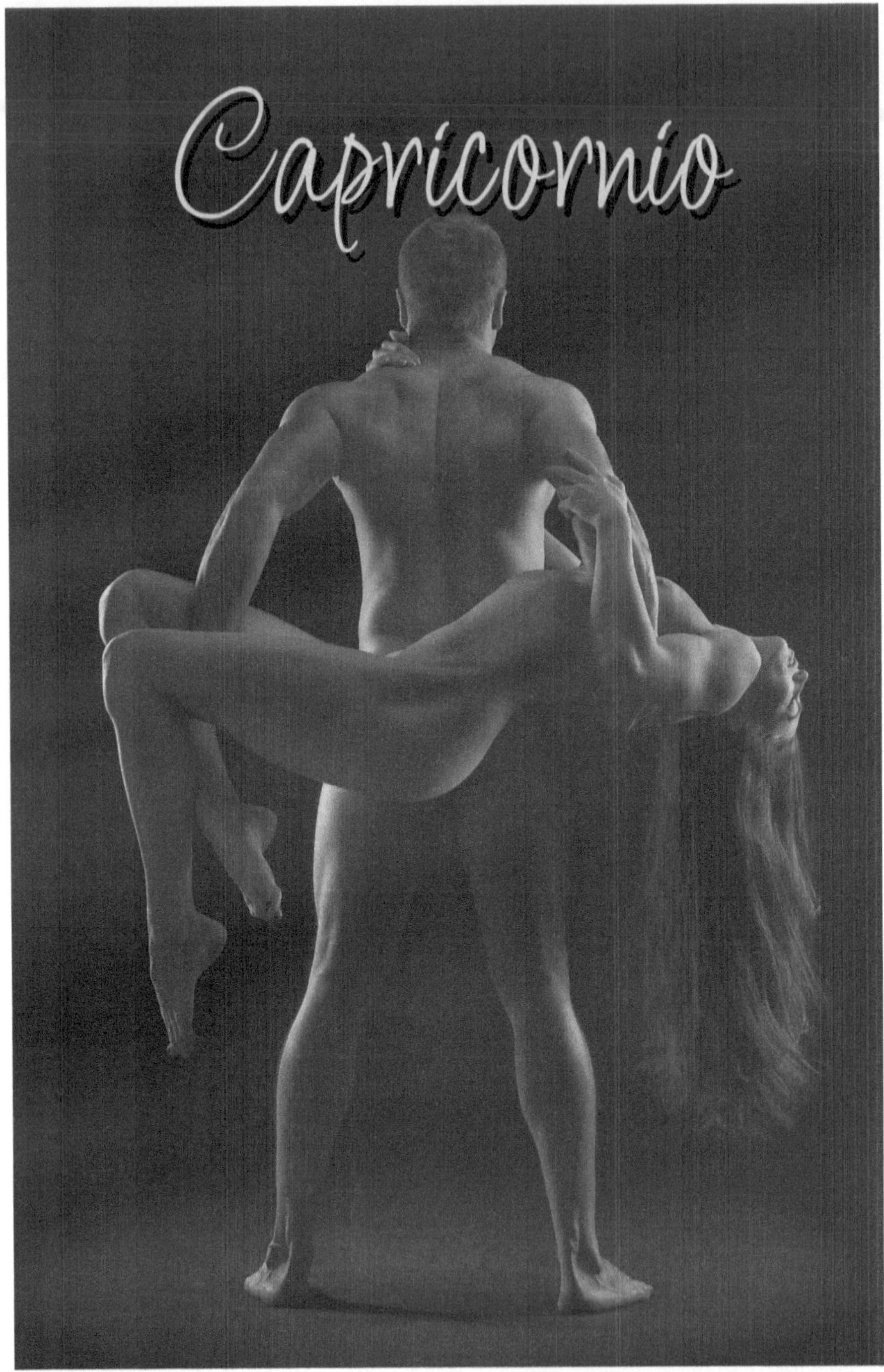
Capricornio

10 SAGITARIO: EXPLORACIÓN

Tome el vuelo para regresar a Buenos Aires y en mi cabeza dan vueltas todas las imágenes del viaje. La montaña, hacer cumbre por primera vez en un maravilloso cerro, tener sexo en la cabaña y como si no fuera poco, ¡Tener sexo al aire libre en la montaña!

¡Todo está pasando muy rápidamente! Quedamos en volver a hablar con Dante, pero probablemente no volveré a salir con él, es un hombre muy intenso, al principio tiene un perfil muy frio, pero cuando lo conocí un poco más me di cuenta que es muy tierno por dentro, ¡pero no quiero arruinar mi experimento! creo que pronto estará por acabar, no sin antes vivir algo distinto. No sé si es que cada día me siento más libre mental y físicamente o es que cada vez necesito probar más cosas y ver cuál es la que va conmigo.

Desde el comienzo fui descubriendo muchas cosas de mi misma al interactuar con las otras personas. Lentamente cuando cada persona me toca o me besa, hasta incluso cuando habla, noto que me gusta y que no me gusta, con que me siento cómoda y con que no, como me gusta que me toquen, como no. Pensé que era más simple, pero al no haber experimentado tanto, no sabría.

Ahora no solo estoy descubriendo como actúo en la cama, en el sexo, si no también que puedo notar con quien podría llevarme mejor y además puedo enseñarle a la otra persona lo que me gusta. ¡Y eso sí que no tiene precio!

Al principio me sentía un poco incomoda, claramente acostumbrada a la vida machista, me generaba incomodidad mostrar que me gustaba en la cama, como dicen los hombres aquí: Las mujeres deben ser unas damas en la calle y unas putas en la cama.

¿Porque tenemos que actuar como vírgenes ante la sociedad pero luego en la cama satisfacerlos a ellos? Mi mundo definitivamente ha cambiado, no tengo ganas de contarles a todos con los que me acuesto, pero estoy comprendiendo que ya no tengo los prejuicios de antes, de mirar a las mujeres distinto porque salen con varios hombres. Ni de observar a los hombres que salen con pocas mujeres. Me he dado cuenta que para mí, todo esto ya cada vez es menos lio. ¿Quién soy para escabullirme en la vida sexual del otro? ¿Quién soy para juzgar a los otros?

Me siento más libre no juzgándome y esperando que no me juzguen. Así me siento libre.

Acabo de llegar a Buenos Aires, me queda una semana antes del vuelo a Tierra del Fuego, intentare aprovechar al máximo posible esta semana.

Este año está pasando velozmente, de nuevo llego la semana de trabajo, volví a cruzarme con Sofí y decidimos salir a merendar el miércoles. Fue la merienda más divertida que haya tenido hace mucho tiempo, entre cada porción de torta y cada trago de té, le conté todo sobre el cerro y Dante y ¡ella simplemente exploto de risa!

Me preguntaba porque tenía preservativos en la cima de la montaña. «No lo sé, no lo había analizado, pero supongo que porque ¡¿pensó igual que yo?! Si se presenta la oportunidad lo hacemos».

Bastante pícaro Dante... ¡Tal cual me había vuelto yo! Nos seguimos riendo un poco de la situación y ella me cuenta sobre su nueva cita, hasta ahora salió con dos pero siguen siendo distinto a lo que ella busca en un hombre.

Las dos sabemos que cuando llegue el momento será, por ahora aprovechamos a disfrutar de cada día con los hombres que elegimos. Nos despedimos esa tarde y prometimos seguir al día con nuestras citas. Hoy armo la valija y solo quedan dos días para partir nuevamente. El jueves fue el día más largo, el viernes el más corto y sin pensarlo ¡Llego el sábado! el día tan esperado, me levanto y salgo.

Tome un taxi al aeropuerto con mi valija, realizo el check in, voy a la puerta de embarque y me siento a esperar. Cruzo mis piernas y saco mi libro de budismo, comienzo a leerlo donde lo había dejado ayer. Ya había entrado en mi mundo espiritual, cuando en eso que leo mi primer hoja, siento la mirada intensa de alguien que está frente a mí, levanto suavemente la mirada y lo miro, el me hace una seña pero no la entiendo, hago un gesto como preguntándole que me quieres decir y se toca la pierna, me miro buscando que tengo y resulta que noto mi pequeño accidente... Se ve el portaligas que sostiene mis medias, sonrío sonrojada.

—¡Muchas gracias! no me había dado cuenta.

—¡No es nada! Un pequeño detalle. —responde— ¿Así que Budismo?

—Sí, aprendiendo un poco más. —respondo— ¿Conoces?

Se levanta y se sienta en el asiento de al lado mío.

—¡Si, por supuesto! Es una filosofía milenaria que estudie en profundidad.

—¡Ah! que interesante. Recién empiezo... investigando un poco de que se trata, ¡Dicen que te cambia la vida!

—¡Sí! Así sucede si estás listo para eso. Es fascinante su filosofía de vida, pero requiere mucho compromiso y algunos sacrificios.

—¿Y la practicas? ¿O fue solo estudio?

—Un poco, fue un estudio del cual tome algunas prácticas.

—Interesante, veo que te gusta la investigación y la espiritualidad.

—Sí, me atrapa saber cómo son las distintas culturas y como conviven entre ellas.

—¡A mí también! Siempre me pregunto cómo es que se crea el sistema de creencias y lo mantienen por miles de años.

—¡Uff! es un tema para hablar largo y tendido ¿Te invito un

café y lo discutimos?

—Dale, no estoy segura donde está.

—¡Yo, sí! ¡Es por aquí! Y camina directo hacia un pasillo, damos una vuelta y ahí está el restaurante.

Nos sentamos, pedimos y comienza a contarme sobre sus investigaciones, me cuenta que todavía no encontró una filosofía que lo llene completamente, que viajo mucho en búsqueda de esos conocimientos pero que por el momento sigue ávido de descubrir eso que lo llene. Noto como se vuelve más entusiasta al hablar sobre sus temas, y respondo:

—Esto te fascina ¿no?

—Sí, son mis temas de conversación favoritos ¿Se nota?

—Solo un poco. —respondo con una ligera sonrisa.

Hace un gesto al mozo para que nos traiga la cuenta. El mozo se acerca y él paga. Mientras sigue la conversación:

—Bueno te cuento el último, hace poco estuve en la india, en el templo del kamasutra ¿oíste hablar de él alguna vez?

—No, no había oído. —respondo.

Sonríe y dice:

—Te voy a contar la historia, estimo que ya te lo imaginas pero no es 100% así, es un lugar increíble que está completamente tallado de esculturas de la vida cotidiana y algunas de ellas son de índole erótico, es inmenso y verlo es increíble, es una sensación inigualable...

—¿Algunas eróticas? —lo interrumpo.

—Sí, las esculturas muestran figuras de cómo era la vida y las actividades rutinarias y también el sexo, pero no es puramente sexual a pesar de que así lo dan a conocer.

—¡No lo hubiera imaginado! —respondo con rostro de sorprendida.

Miro el reloj y él dice:

—¿Todavía tenemos una hora verdad?

—¡Así es! —respondo.

—Te tengo que confesar algo. —exclama.

—¿Si? ¿Que?

—¡Me encanto tu portaligas! ¡Te ves muy sexy!

—¡Gracias! —respondo sonrojada.

Se levanta y dice:

—Quería pasar por el toilette antes de volver... ¿Me acompañas?

Me pregunto yo misma: ¿Este hombre es muy directo o es mi sensación?

Caminamos con nuestras valijas hacia el toilette unos metros antes de llegar me toma de la mano, se me acerca al oído y dice:

—¿Quieres que te muestre como eran algunas de las esculturas? —inmediatamente me mira la boca, su mirada fija esperando que le responda.

—¡¿Me encantaría?! —dije.

—Me acerca la boca y me da un beso súper apasionado.

Luego me mira fijo y dice:

—Me llamo Franco y estira su mano hacia mí.

Lo saludo con mi mano y respondo:

—¡Un gusto Franco! ¡Soy Amanda!

Me vuelve a sujetar la mano y seguimos esos metros hasta llegar, entramos y hay un espacio anterior donde luego se dividen los dos baños, me hace seña que espere ahí e ingresa al baño de hombres.

Me quedo ahí nerviosa mientras las mujeres salen y entran al otro baño... veo que sale un hombre del baño y él no aparece... segundos después sale detrás y me hace una seña de que entre a ese baño, estoy ahí como paralizada.

El ve que estoy nerviosa y viene, me toma de la mano y se ríe.

Entramos y nos metemos rápidamente en uno de los que están al fondo, acomoda las dos valijas una arriba de la otra y se muerde los labios mientras me mira.... sonrío, un poquito más relajada.

Me acerco, me agarra de mis caderas, lo sujeto de su cuello y nos damos ¡Un beso intenso y fogoso! Luego me toma del pelo y susurra en mi oído:

—¿Te muestro como es una de las esculturas que vi?

—Bueno. —respondo en voz baja a su oído, su ingenio ya de por si me tiene cautiva, no sé si va a hablar en serio o es un invento.

Me sujeta de las caderas y me da vuelta, mi rostro está apoyada a la pared del baño y me sostiene de las caderas, y lentamente baja sus manos por mi nalgas y luego mis piernas para tocar mi portaligas, veo que eso lo enciende, me estira los brazos hacia arriba y él pone los suyos por encima y dice al oído...

—Sería algo así pero... —baja aún más la voz y dice— desnudos.

«¡Eso me volvió loca!! ¡Por dios! El poder se seducción que tiene este hombre es increíble ¿Cuantas poses podremos practicar?» Pensé.

Vuelve a bajar sus manos y lentamente siento que tocan mi mini falda ¡él está fascinado! suavemente comienza a subirla... es sumamente sutil, y sabe que ya respiro más agitada.... siento la falda en mi cintura y como sus manos tocan sutilmente mi nalgas, es como si estuviera observando una obra de arte y tocándola para conocer su textura, ¡Así lo siento! Él se toma su tiempo.

Me da vuelta, me da un beso súper intenso y abre mi camisa, más que abrirla prácticamente su pasión ¡hace saltar un botón de mi camisa! Los dos nos besamos y la llama se enciende. Pregunto:

—¿Esta posición también estaba?

¡Eso le encanta!

—¡Esa no la habías visto entonces! —exclamo.

Me doy vuelta y repregunto:

—¿Esta?

—Fue inédita. —responde mientras esboza una sonrisa.

El hecho de estar en un lugar prohibido nos excita, pero más aún el jugar con atrevimiento. ¡Entre besos y caricias vivimos un increíble momento de adrenalina! Nos arreglamos poco a poco la ropa, él se asoma, mira hacia ambos lados y dice:

—Estuvo increíble.

—Sí, ¡así es!

Vuelve a mirar y dice:

—Dale ¡ahora!

Salgo con mi valija rápidamente hacia el baño de mujeres... en la puerta me cruzo un hombre que está entrando, bajo la mirada y sigo caminando. Miro la hora, faltan 10 minutos, me arreglo y salgo, nos encontramos en la puerta y salimos casi corriendo a tomar el vuelo. Llegamos justo.

Subimos al avión y tenemos dos asientos alejados, son dos horas las que tenemos de vuelo. Me siento y me relajo, fue mucha adrenalina repentina, por lo que me duermo instantáneamente.

Me despierto momentos después y noto que nos están sirviendo un tentempié, decido ir al baño porque solo quedan 30 minutos y estaremos tocando tierra, me levanto y llegando al baño me lo vuelvo a encontrar

—¿Dormiste algo? —pregunta.

—Si algo dormí. —le respondo.

—¿Y tú?

—Sí, algo.

Entro al baño, luego vuelvo a mi asiento, mientras me tomo mi bebida, nos van pidiendo que nos acomodemos que estamos por aterrizar. Abrocho mi cinturón, y comienza el descenso. Aterrizamos perfecto, me levanto y empiezo a bajar...a lo lejos lo veo y le hago seña de saludo.

Voy saliendo y espero al auto que me llevara a descansar unas horas en un hotel, llega y el conductor por suerte no necesita hablar, así que en unos minutos estoy en el hotel, me baño y me acuesto a dormir, ya son las 20 hs y a las 10 hs voy a estar tomando el tren del fin del mundo. ¡Al fin lo conoceré!

Comienza a amanecer y lo veo desde mi ventana, ¡siento que tuve esa siesta reparadora de varias horas! Me levanto, aprovecho a desayunar con todos los manjares y luego espero mi auto para ir de camino a la estación de tren.

Estamos llegando y estaciona bien cerca de la estación, me da las pautas para saber a dónde dirigirme, bajo y sigo las indicaciones... ya estoy esperando en los andenes.

Llega el tren, elijo un buen lugar, me acomodo y me siento, busco algo para tomar y saco mi libro, me apoyo sentada sobre el asiento mientras voy buscando la hoja donde estaba....

De pronto escucho un ruido, la puerta se abre lentamente y veo su rostro.

—¿Disculpa este es el 408? —pregunta.

—¡No te lo puedo creer! —exclamo.

Mientras va ingresando y cierra la puerta:

—¡¿El mismo día los dos hacemos la misma excursión?!

—Parece que sí, ¡no te estoy acosando! —responde mientras desliza una sonrisa.

—¡No lo sé! —respondo con aire sarcástico— ¿probablemente te faltaron mostrarme poses?

—Probablemente. —mientras lanza una carcajada— Todo era con fines didácticos para que vivas la experiencia del museo de la India, sin ir a él, te traje la experiencia a ti. Tendrías que estar agradecida. —responde, mientras nos reímos los dos.

—Fue muy rápida la experiencia, es como que no pude vivirla completamente y mis expectativas no fueron completamente cumplidas....

Se sienta al lado mío e interroga:

—¿O sea que sacarías otro pasaje?

—No lo sé, creo que si alguien me lo regala... podría ser, ¡Es lejos la India!

—¡Encontraste a la persona perfecta! Conozco cada detalle de la India, en un cerrar de ojos te puedo enseñar el museo completo así no Tenes que viajar hasta allá, ¡pero finalmente lo conoces!

Lo miro de costado y sonrío.

—Y no me tendrías que pagar, ¡que es lo mejor! —me contesta.

Lanzo una carcajada y nos miramos.

Me levanto y me sirvo un poco de agua, le ofrezco, dice que no y me observa, me mira de abajo a arriba, él tiene un fuerte deseo por mis piernas, se muerde los labios, me sonrío y empieza nuestro segundo juego de seducción «¡este hombre es muy fogoso!».

Se levanta y pone su cuerpo muy pegado al mío.

—¿Dormiste anoche? ¿Cómo te levantaste?

—Bien...con sueños húmedos. —respondo.

—¡Aja! ¡Con que por ahí vamos! —expresa con una perversa

sonrisa.

Con un brazo lo alejo de mí, el no entiende que hago, sujeto mi vestido y lo voy levantando despacito…. primero dejo ver mis piernas, luego mi micro bikini, mi abdomen y mis pechos… lo paso por mi cabeza y lo tiro a un costado, el me mira fascinado.

Mientras tengo su atención, paso mi mano por mis pechos y voy bajando lentamente…. por mi abdomen y llego a mi pelvis, comienzo a tocarme gradualmente de arriba para abajo por encima de ropa interior… el me observa, veo en sus gestos un fuerte deseo de interrumpirme.

Aumento la tensión, con mis manos le dibujo un mapa de lo que me gustaría que él me haga… él se levanta poco a poco, se acerca, me besa y saco su remera mientras que él se acerca a mi oído…

—Las poses que vi son las más sucias. —dice al oído.

—Las quiero conocer. —respondo mientras desabrocho su pantalón.

—Mostrame. —insisto.

Él se acerca a mí y no sé cómo hacemos, pero con el poco espacio hacemos que parezca una mansión.

Él decide jugar conmigo a explorar y recorrer cada una de nuestras zonas peligrosamente excitantes. Por momentos se vuelve más intenso y por momentos se frena, busca poco a poco extender el placer y el final parece más explosivo.

No sé si es el alto nivel de temperatura que estamos viviendo, pero después de mucha aventura, él me da una nalgada y llega a su clímax.

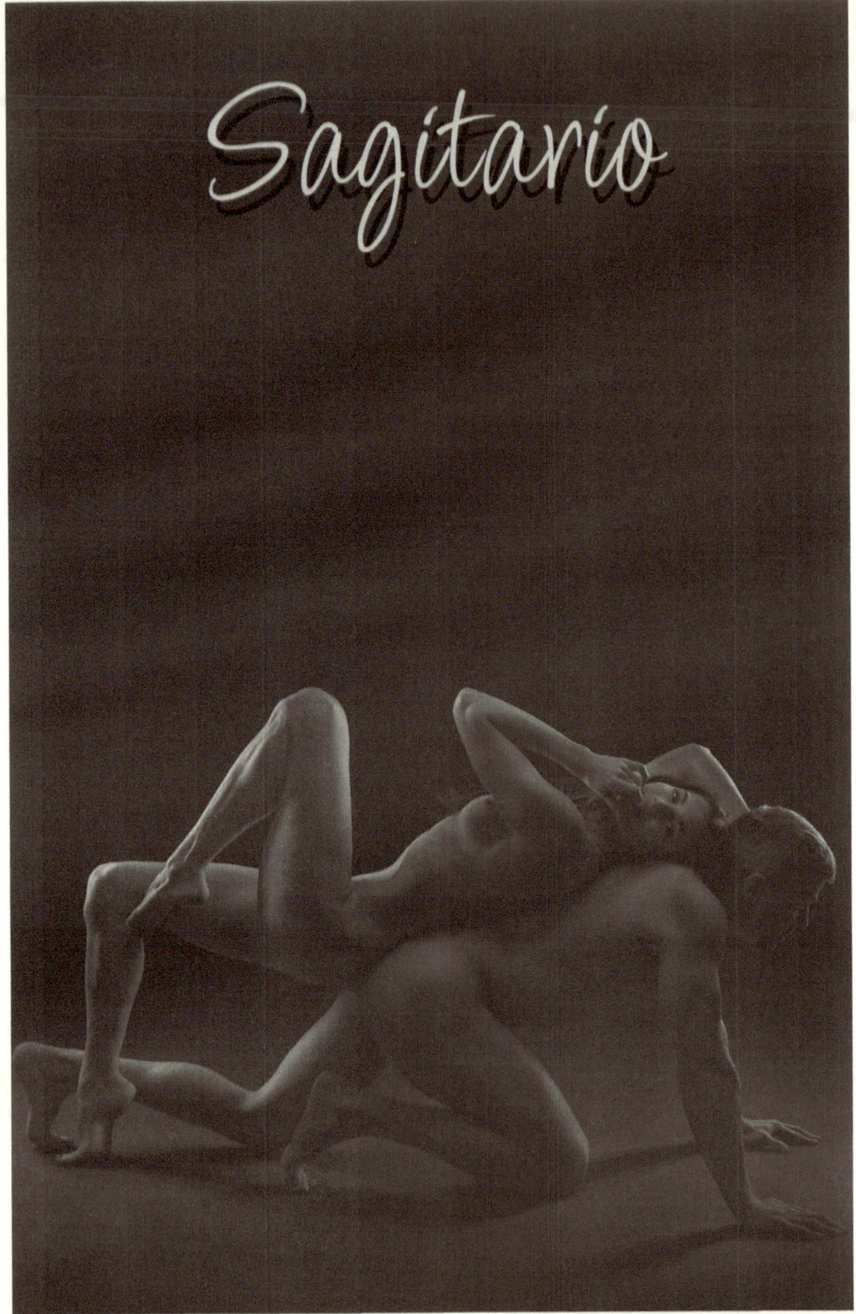

Sagitario

11 LEO: PICANTE

Ahora si me estaba dando cuenta que estaba practicando todas las posiciones sexuales. Aun no podía comprender como desde que me prometí avanzar con este experimento todo fluyo de manera natural. Ni siquiera tuve que pensar demasiado como conocer hombres o bueno, mujeres, todo fue apareciendo poco a poco.

Con Franco me paso que me sentí completamente relajada, su estilo tan osado no me intimido, ¡Quizás solo un poco! Pero me dio la dosis justa de exploración y aventura que necesitaba.

Un hombre culto sin dudas, con el cual poder conversar sobre la vida y religión. Nos dejamos agendados, quizás cuanto mi experimento termine me decida por volver a escribirme con alguno de ellos. Aunque creo que no lo hare.

Volví a pensar en cuando comenzó todo esto y después de vivir algunas experiencias pude darme cuenta que me cruce con algunos hombres que derribaron el mito que tenía. Me decía: los hombres solo piensan en sí mismos. Un poco si es verdad que me siguió pasando, pero también encontré hombres que tenían deseos de hacerme sentir más placer.

Poco a poco siento que me voy soltando, que mi timidez o el no saber qué hacer se van liberando. Ahora siento que es normal no tener tanta experiencia, estuve muchos años con la misma persona y eso te puede llevar un poco a la rutina y no innovar. En este momento que siento que tengo otra perspectiva, puedo darme cuenta que si bien soy la misma persona, cuando salgo con alguien y me ayuda a sentirme más cómoda, me animo a más cosas que cuando son un poco más tradicionales.

Creo que quizás este experimento si ha de llegar a su fin, no sé si puede quedar algo más por aprender a corto plazo.

Hoy tengo una reunión para cerrar un gran acuerdo, por el cual mi empresa se beneficiara de manera extraordinaria en los próximos meses. Espero en la sala de reuniones a los invitados que hoy me acompañan. Estoy muy ansiosa, esto representara un antes y después. Van llegando y se van sentando. Uno a uno podemos exponer los beneficios del acuerdo, la reunión va llegando a su fin y saludo a los últimos dos hombres:

—Un placer haberlos recibido. —exclamo mientras saludo al buen apuesto hombre morocho.

—A ustedes por la cálida atención.

Le doy la mano al último, quien extrañamente es pelirrojo. Ya eso solo llama mi atención.

—Nos veremos pronto nuevamente. —exclamo.

—¡Estoy convencido que así será! —responde el pelirrojo con una amable sonrisa.

Se retiran y festejo con mi equipo:

—¡Lo hemos logrado, felicitaciones para todos! Juntan sus cosas y vamos a brindar en 40 minutos.

Salimos los 6 para brindar en el bar conocido por la oficina, nos sentamos y mientras degustamos unos tragos, recibo un mensaje en mi celular: «Me gustaría invitarte a que conozcas un lugar y conocer tu opinión».

Miro y no tenía agendado su número, así que pregunto quién es. ¡Su respuesta dice todo! «Soy el pelirrojo que te llamo la atención». ¡Definitivamente es el hombre que vi hoy en la oficina!

Ni siquiera recuerdo su nombre, pero me pregunto cómo habrá conseguido mi número. Me dice que le encantaría llamarme para conversar conmigo, respondo que me llame en dos horas que ya voy a estar en mi casa. Dejo el teléfono y brindo con los chicos de la oficina, hemos cerrado un inigualable acuerdo.

Una hora después de mucho festejo y risas, saludo a los chicos y me despido. A la salida, tomo un taxi, ahora únicamente puedo pensar en porque habría de llamarme y que es lo que quiere que conozca.

Llego, me descalzo y me siento en el sillón, miro la hora e inmediatamente me llama. Atiendo y dice: «¿Siempre te haces esperar?». ¡Lanzo una carcajada!

Depende, hoy estaba en una salida. Así rompemos el hielo y una simple invitación se convierte en una charla de dos horas. Antes de cortar el teléfono, dice que quiere verme para explicarlo de lo la cita. «¿Mañana te puedo invitar un café?». Claro, respondí.

Me voy a mi cama pensando que vestir mañana y sobre todo: que me tendrá que mostrar.

Voy saliendo a la oficina, recuerdo que tengo la reunión con el: Helio es su nombre. Con mucho trabajo desde que llegue, solo llego a ver su mensaje en un momento libre: «¿A las siete te espero abajo?». Respondo que sí.

Con muchísima intriga, llegan las siete y Helio me anuncia que está esperando abajo, tomo mi cartera y bajo en el ascensor, extrañamente está lleno. Salgo del edificio y ahí está el, lo saludo y comenzamos a caminar. El eligió un café muy cerca donde podremos degustar varios tipos de café.

Ingresamos al lugar y nos sentamos. El saluda muy cálidamente a quien nos toma el pedido y pide lo de siempre. Nos llegan las distintas degustaciones y entre café y café me doy cuenta que tenemos toda la química. La tensión sexual que corre entre los dos es ¡Explosiva!

Ahí me cuenta que su amigo invirtió en un proyecto y que le encantaría llevarme a conocerlo. Él dice:

—Sé que es un poco jugado, pero me encantaría llevarte este fin de semana a este complejo.

—¿El fin de semana?

—Sí, claro. ¿Qué te parece?

—Déjame que te respondo mañana, ¿Puede ser? No traje la agenda y tendría que comprobarlo.

—¡Por supuesto! —mientras desliza una sonrisa.

Miramos el reloj y ya había pasado muchísimo tiempo, nos

levantamos y él me acerca hasta mi casa. Lo saludo y respondo:

—Mañana te llamo y te confirmo.

—Estaré esperando.

Claramente ahora sí sé que intenciones tiene, la pregunta que me hago es ¿acepto o no?

Al mediodía tengo un rato libre y decido llamarlo, me atiende y respondo que acepto su propuesta. «Me encanta, el Sábado a las diez te paso a buscar por tu casa, ¿suena bien?». Como si el ya tuviera todo armado, respondo que sí. «Tene preparado tu bolso». Lo tendré, hasta el sábado, respondo.

El sábado busco un bolso, pero no estaba muy segura que incluir, pero tome un vestido, zapatos, algo de ropa interior, algunos juguetes y lo cierro. Me arreglo divina y justo toca timbre; ¡Es el!

—¡Que bella estas! —exclama.

—¡Gracias! tú también ¡estás precioso!

Se acerca a mí y me da un beso, nuestro primer beso, se siente tan delicioso.

—¿Estas lista?

—Sí, espera que tomo mi bolso.

Tomo mi bolso y partimos en el auto, él me cuenta que lo aplaudieron en su presentación empresarial y que las personas le mostraron su admiración por su trabajo, me enseña el video de la presentación. Lo felicito y le cuento como me fue ayer con mi nuevo proyecto de negocios y las respuestas positivas que recibí de los inversores, que también fue un día sumamente bueno. Mientras maneja él acerca su mano y la apoya sobre mi pierna, me mira y dice:

—Mi amigo lo abrió hace dos semanas y me pidió que venga a conocerlo y darle una devolución, cuando te vi supe que eras la persona perfecta para acompañarme.

—¡Muy interesante! Gracias por ambos cumplidos, veremos que tal es.

—Creo que la arquitectura te va a gustar, tiene mucho glamour.

—¡Debe ser increíble entonces! Como es tan nuevo, no he oído hablar de él. Pero seremos los primeros críticos.

Observo que estamos llegando a destino, va bajando la velocidad y estamos ingresando a un excéntrico lugar donde se ven muchos pequeños castillos, es un precioso día soleado, el lugar tiene un delicado lago, mucha naturaleza, arena, pileta y todas las comodidades pero lo más sorprendente es que cada cabaña tiene forma de castillo.

—¡Es maravilloso! —exclamo— ¡Ya me imagino como vamos a disfrutar esto! ¡Esta divino!

Me acerco a su rostro y le doy un beso.

—Ya lo sé. —responde con una sonrisa.

Bajamos del auto y nos acercamos a recepción, un hombre nos acompaña hasta nuestro castillo, es puro placer y lujo. Noto que nos esperan unas batas listas para usar, lo miro y respondo:

—¡Me encanta! antes de que nos vayamos me gustaría recorrerlo un poco más—El me mira y sonríe y dice:

—¡Lo haremos mañana!

Sigo recorriendo nuestro castillo, la cama es inmensa y frente a esta hay dos puertas muy grandes de vidrio que permiten ver el exterior, me acerco a ellas y abro las cortinas, la vista es la más bonita que en mi vida haya observado. Enseguida exclamo:

—¡Helio, ven a mirar!

Mientras él se acerca lo voy observando con gran rostro de asombro, él sonríe. Me da un beso en la mejilla...

—¡Mira! —mientras le señalo la parte trasera de nuestro castillo.

—¡Ahora me gustan más las batas! —exclama.

—¿No es increíble? A mí también ahora me gustan más las batas...

Los dos nos quedamos observando la vista: un interminable espacio verde, en el medio un lago con kayaks y botes, alrededor de este de manera espaciada árboles y el detalle principal es que todos los castillos dan al lago y como si no fuera un verdadero paisaje romántico, sobre nuestro pequeño jardín tenemos un increíble y lujoso jacuzzi que permite ver la vista al lago pero mantiene nuestra privacidad.

—¡No lo puedo creer! Es una vista de película…

—¿Tú crees? No estoy tan seguro….

—¿Porque? —respondo mientras me acerco a él, cruzo mis brazos por su cuello y le doy un beso.

—Era un truco para que te acercaras.

—¿Ah sí?

Mis manos bajan por su espalda, lo abrazo y lo acaricio, él apoya sus manos en mis caderas, ya siento que me desea y lo deseo más. Acerca su boca a mi oído y susurra…

—¿Ahora eres mía?

—¡Si! ¿Qué vas a hacer conmigo?

—¿De verdad quieres saberlo? —responde dulcemente en mi oído.

—¡Sí, quiero saberlo!

—Perfecto, te lo diré. Cierra los ojos—Mientras abre la puerta, me toma de la mano y me lleva hacia afuera, cierra la puerta y me apoya sobre el vidrio, se acerca a mi oído y susurrando dice…

—¡Quiero perderte el respeto!

—¡Eh! ¿Cómo que tú quieres…?

Helio interrumpe abruptamente y acerca su pecho a mi pecho mientras dice…

—Primero besaría cada espacio de tu cuerpo, empezaría por tus piernas y luego seguiría por tus nalgas, lamería cada parte de ella…

—¿Y luego? —interrumpo con un tono tímido.

—Continuaría por tu cintura curva y tus pechos firmes, te besaría por completo hasta que todo tu cuerpo me pida más…

Baja el tono de voz y dice:

—O que tú… ¡me pidas más!

Aleja su cabeza para observarme y nota que mis ojos que están extasiados ante semejante declaración sexual, mientras lo miro muerdo mis labios y el me besa apasionadamente.

Mientras sigo apoyada sobre la puerta de vidrio, él se apoya en mí, primero siento su pecho sobre el mío y cuando me besa sus manos se deslizan por mis caderas, mi cuerpo descubre a sus manos presionando con más fuerza y luego acariciando mis curvas, luego sus manos pasan a mi cintura, me sujeta con intensidad y ellas rozan mis pechos por encima de mi vestido.

Acerco mis manos a su torso y sujeto su remera para sacarla, el levanta los brazos y la tiro al costado, observo su torso y sus abdominales, él me toma de la mano y me lleva al jacuzzi, miro alrededor si no hay otras personas observándonos. Él dice que me relaje.

Mientras nos besamos le voy sacando su pantalón, al costado del jacuzzi nos espera una deliciosa bandeja con manjares que se ven muy deliciosos, dos copas y un champagne, pero el deseo puede más y él se mete al jacuzzi, me extiende la mano para que entre al agua, le doy mi mano y entro con mi vestido.

—¿Puedes pararte aquí?—exclama mientras señala el espacio central del jacuzzi.

Me paro en el centro, y él dice:

—¡Cierra los ojos y no te muevas!

Obedezco y él se para detrás mío, siento sus manos en mis rodillas... que suben lentamente tocan mi pelvis y nalgas y sube por mis pechos, me está levantando el vestido y me lo saca, luego toca con las yemas de sus dedos mis hombros y lentamente me desnuda por completo.

Con mis manos voy bajando por sus pectorales, los cuales están espléndidamente contorneados, llego a sus caderas y me sigo deleitando, el solo me observa. Mis manos siguen bajando y comienzan a tocar su pelvis, cuando el rápidamente me lleva contra la pared del jacuzzi, sus manos van directo a mis pechos y pregunta:

—¿Continuo? —pregunta.

—Sí, seguí que me encanta —exclamó algo agitada.

—¿Subimos a la alfombra?

—Dale.

Me toma de la mano y vamos a la alfombra que está dentro, toma una toalla y mientras estoy parada me seca, luego se seca él y me acuesto en la alfombra, busca una almohada y la pone debajo de mi cabeza.

Él me mira y mientras me siento un poco incomoda por como

el solo disfruta el verme desnuda, puedo percibir a través de sus ojos y su cuerpo, que él desea fundirse conmigo. Él dice:

—Ya regreso.

Se va hacia el vestidor y trae una sábana. La estira al costado mío, y luego dice:

—Ven, aquí está la sabana para que no raspe la alfombra.

Me acuesto arriba de la sabana y mientras él sigue estirándola, lo sujeto con una mano y lo traigo hacia mí. El me mira y dice:

—Quiero hacerte sentir las mil y una oscuridades.

—¡Oh! ¡Me encantaría!

—¿Aunque implique gritar de placer?

—Me puedo esforzar...

Él sonríe y nos perdemos en nuestros besos. Me sujeta mis brazos levemente con sus brazos muy musculosos y muero de placer. Es tan fogoso y me trata como una reyna. Él se mueve en la cama como si fuera una canción de música, cada melodía va al mismo tiempo que la letra, no hay melodía sin letra y no hay letra sin melodía. Es la dosis perfecta entre descubrir mi cuerpo y que sea tratado como la octava maravilla mundial.

A pesar de perdernos en nuestra burbuja sobre la alfombra, ambos experimentamos la reacción de nuestros cuerpos al rozarse y dejarse llevar por nuestros deseos oscuros.

Los dos tratamos de recuperar la respiración, me levanto, abro la ducha y me meto, escucho como el viene, se mete conmigo. Nos duchamos, nos secamos y caemos rendidos en la cama, el me abraza y mis ojos se cierran.

Me despierto, mis ojos se mueven buscando saber dónde estoy, puedo ver el amanecer desde la cama y es maravilloso, lleno de verde. Miro al lado y Helio duerme.

Me levanto y voy a lavarme los dientes, vuelvo a la cama, él se da vuelta en la cama y veo que es mi oportunidad... su espalda quedo expuesta y lo toco...mientras comienzo a besarle la espalda.

—¿Estas despierto? —pregunto al oído.

No responde, pero abre los ojos y me mira de reojo. Me levanto y voy a buscar el aceite que traje, vuelvo a la cama y él está acostado boca abajo, lo destapo un poco, coloco aceite en mis manos y comienzo a hacerle masajes en su espalda, pasó mis manos por su cuello y por sus muslos, le susurró al oído:

—Yo también te tengo una sorpresa.

—¿Si? —dice sorprendido.

—Por supuesto.

—¿Y dónde está?

—Tenemos que cerrar la puerta.

—¿La puerta? ¿Qué tipo de sorpresa seria?

—Si quieres verla nos tenemos que levantar.

—Bueno, pero primero ven aquí que te quiero abrazar un poco.

Me acuesto con él y me llena de abrazos, es muy demostrativo.

—Ya regreso, me voy a lavar los dientes y luego tú me muestras nuestra sorpresa. —Y me da un beso en el cachete.

Me levanto y me dirijo hacia mi bolso, saco mi regalo, es un arnés. Cuando regresa el me mira y se lo muestro.

—¡Ok! ¡Ahora si me estas asustando! —dice con tono irónico.

—¿Porqué?

—¿Eso cómo se usa?

—Es un arnés, para que lo podamos colgar en la puerta de vidrio. Creo que lo podemos colgar afuera, imagínate: es como una hamaca, me puedo sentar allí y no me Tenes que sostener.

—¡Mmm, suena increíble!

—Podemos probar o quizás no.

Arrojo el arnés a la valija y él lo toma y camina hacia fuera y dice:

—A ver, tú dices y veo como lo hago.

Salimos y le explico, va sujeto ambas conexiones a la puerta hacia afuera, una vez que se cierra, queda sujeto el arnés.

—Bueno ya lo intento. —promete él.

—Bueno, ya regreso.

Busco mi bolso y mientras el afuera trata de armar el arnés, me pongo mi corset y mini de vinilo, busco unos tacos y me los pongo también.

Me acerco a la puerta de vidrio, él me mira y pregunto:

—¿Pudiste?

—¡Te ves espectacular! Sí, ya tenemos arnés.

—¡Gracias!

Él se acerca y me toma de la cintura, salimos y dice:

—Contame ¿Qué es esto? mientras observa el arnés colgado a la puerta. Está sujeto a la puerta de vidrio y una vez que suba allí podre admirar toda la vista.

—Es para que quede sujetada a él.

—¿Y es seguro?

—Si ¿quieres que lo probemos?

—Me encantaría.

—Mientras él se acerca y me sujeta de mis caderas. Toma mi mano, se acerca al arnés y dice:

—Ven, subí encima de mí.

Subo encima de el de frente y él me apoya contra el vidrio de la puerta, me sujeta fuerte y a su vez me pasa una pierna por el arnés y ahora la otra, mis dos piernas están sostenidas y ahora el coloca mis muñecas en cada uno de los apoyos, el regula la altura y mientras tengo sujeta mis piernas y mis manos como un columpio, observo mi paisaje y es increíble, puedo ver el jacuzzi, el lago, todo un parque verde y las otras cabañas, ¡claro! El me observa cual actriz en escena, ve mi posición sostenida con la puerta con las piernas abiertas. Y dice al oído:

—Ahora si llego el momento de que obedezcas.

—Estoy lista para usted. —susurro.

—¡Así que para esto me despiertas! —exclama con su voz grave.

Y me da una nalgada.

—Quiero que me hagas lo que me prometiste.

—¡Era solo una fantasía, pervertida!

—¿Solo era eso...?

—¡Claro que sí! Era para que estuvieras excitada para mí.

—¿Y ahora que me Tenes aquí igual no piensas hacer nada?

Se acerca a mi oído y dice:

—Ahora voy a probar como me besarías si pudieras. —se aleja y me apoya dos dedos en mis labios y dice:

—Mostrame como lo quieres besar.

Comienzo a besar sus dedos, suave y luego intenso, él me mira y no pierde momento, aún sigue desnudo. Ya me siento completamente en éxtasis, por como el me habla, luego se impone y luego me da placer.

Él se acerca a mi oído y dice:

—¿Y tú que me harías a mí?

—mmm buscaría las zonas que nadie te beso y las besaría, te haría descubrir tus límites.

—¡Ok! Eso ya me puso al filo de la excitación.

—Pues eres fácil entonces.

—No sé si tanto…

Nuestra charla picante me excita tanto por dentro que ya puedo percibir como mi cuerpo desea más. El aun no me ha tocado, ¡pero con sus palabras ha logrado llevarme a querer más!

Nos miramos y puedo sentir hasta los dedos de los pies en tensión.

Se acerca nuevamente y dice:

—¡Quiero sentir todo lo que Tenes guardado para mí!

Me besa y en ese momento ya cruce las fronteras de sentir que mi cuerpo se estremece sin todavía ser tocado.

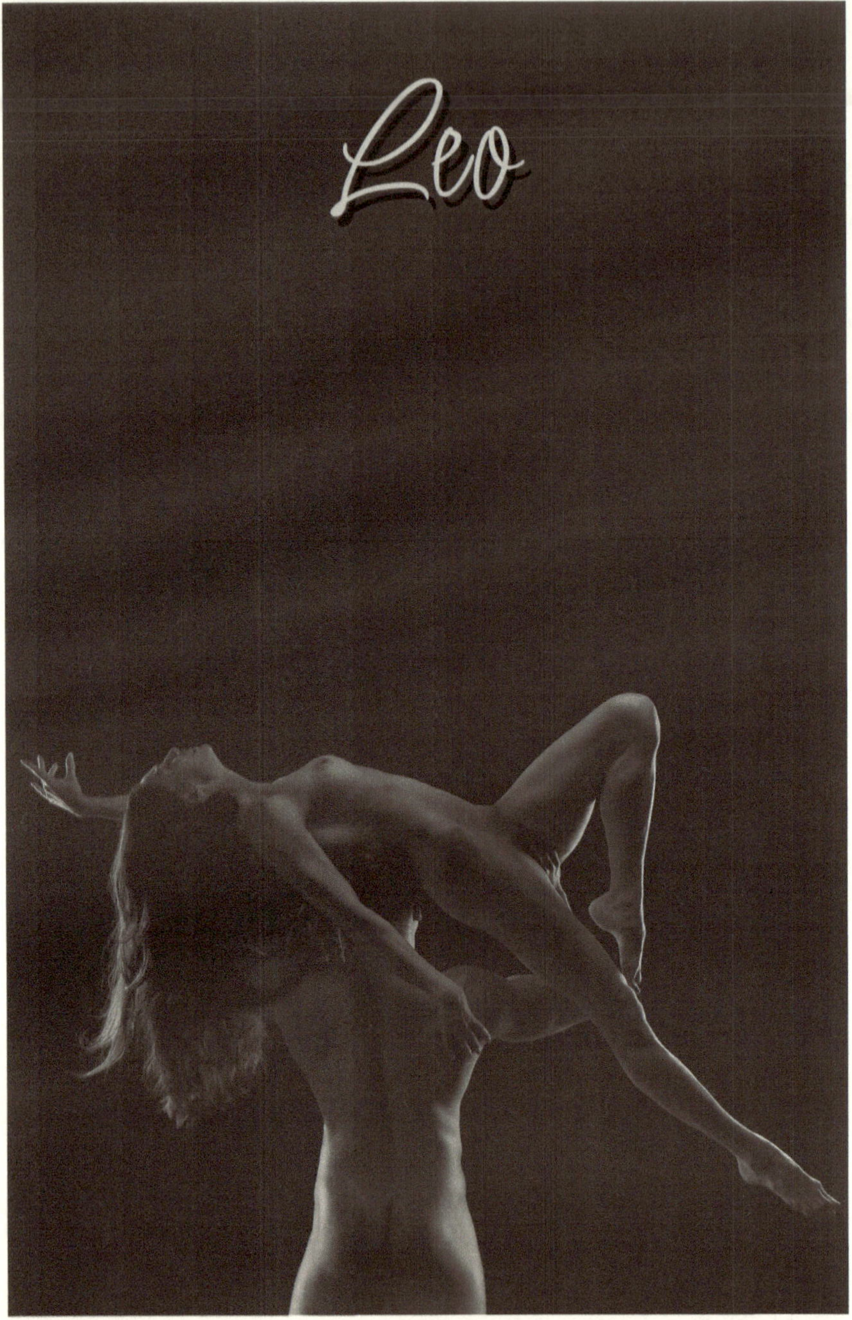

Leo

12 ESCORPIO: VULNERABLE

¡Este experimento es más de lo que esperaba!

El Domingo antes de irnos, pasamos a visitar todas las instalaciones, le prometí que le enviaría un email con la opinión sobre el lugar, él dijo que le encantaría leer mis comentarios con todo lo que se sobre inmuebles e instalaciones.

Aun no puedo creer como Helio me ayudo a relajarme y atreverme a jugar un poco más sucio. Fue romper con muchas estructuras de mi mente… ¡Quien podría creerlo!

En estos momentos pienso: que difícil sería volver atrás y tener la vida que antes tenía, cada persona con la que viví una experiencia, fue rasgando distintas creencias obsoletas en mí.

Si antes pensaba que era un insulto, las palabras subidas de tono, ahora me parecen algo ¡Sumamente excitante!

Lo tengo que ver nuevamente en 15 días por trabajo, será muy divertido verlo en la mesa de reuniones y tener que mantener la compostura delante de todos.

Hoy es el cumpleaños de mi amiga, salgo para su casa, me dijo como siempre: «es solo para los amigos más íntimos y algunos más». ¡Pero siempre terminamos siendo un montón! Llego, la saludo y somos varios amigos, algunos nos conocemos hace mucho y otros son nuevos.

Elijo un asiento, me siento y veo que al lado mío está sentado el amigo de ella, nos ponemos a conversar y resulta ser muy intrigante este hombre. Misterioso y con una mirada sumamente penetrante. Durante toda la cena el conversa conmigo sobre las historias más oscuras de su vida y las que teníamos en común. Fue una charla increíblemente profunda: hablamos de la muerte, el sexo y el amor.

Nos interrumpe el brindis, elevamos nuestras copas por otro nuevo año de vida y luego de cortar la torta, respondo a mi nuevo amigo que me iba. Él dice que me lleva a mi casa, saludo a mi amiga y salimos.

Vamos caminando y dice:

—¿Te gustan las motos?

—¿Las motos? Si, puede ser, en realidad no estoy acostumbrada a ellas.

—Perfecto, porque vine en moto, hoy vas a subir a una.

—Bueno, ¡No sabía que era un all inclusive! —lanzo con una carcajada.

Llegamos al estacionamiento y me muestra su moto, se sube y dice:

—Ven, ¡Subí!

Me subo y me da el casco, me lo pongo y me pregunta donde vivo, le respondo y dice, bueno vamos. Arranca y todo es extraordinariamente intenso. El viento corre por mi cuerpo y me encuentro abrazando a un desconocido 2 horas después de conocerlo. El viaje es corto, vamos llegando y el estaciona. Me bajo y él se baja, me ayuda a desprender el casco;

—¿Te gusto?

—¡Me encanto!

Se acerca y me sujeta del rostro y me besa, es el beso más intenso que he probado. Su boca y su cuerpo es una llama ardiente que deseo probar. Me miro a los ojos y dijo:

—Quiero que salgamos mañana.

—Todavía no se tu nombre. —exclamo.

—Soy Derek.

—Amanda, aunque ya escuchaste mi nombre.

—¿A qué hora te paso a buscar? No acepto un no por respuesta.

—¡Ah! Ok entiendo, es dejarme sin salida. —mientras lanzo

una carcajada y siento que su mirada me intimida.

—¿Estas libre?

—¡Sí, estoy libre!

—Entonces, ¿tengo tu fin de semana?

—¿Sí? —respondo— ¿A dónde vamos?

—¡Es un secreto! no puedo revelarte información o tendría que matarte... ¡A besos!

Me río por su sentido del humor sarcástico y el me pregunta:

—Te paso a buscar mañana a las 19, ¿te parece bien?

—¡Si, perfecto! —respondí.

Entre a mi casa y otra noche más de pensamientos salvajes en mi mente. No sé por qué, pero me siento profundamente atraída por él. Decido irme a dormir, mañana me espera tremendo día... ¡Y noche supongo!

Luego de ir hacer las compras, ordenar la agenda de la próxima semana, tomo un baño y voy pensado en que vestir para esta tarde, no dejo de pensar qué estará armando este hombre tan intenso y apasionado. No sé a dónde me llevara pero... ¡Antes muerta que sencilla! Estreno mi delicado conjunto de lencería de satén y encaje negro: Una diminuta less, corpiño de encaje y portaligas. Me miro al espejo y ¡Me siento una diosa! Por encima visto una minifalda y una blusa de seda, mis tacos y estoy lista. Me manda un mensaje y dice que está en la puerta, él ya me había anticipado que vendría con su coche.

Salgo y él está allí.

—¡Te ves increíble! —exclama.

Sonrío, lo beso y respondo:

—Tú también.

—¿Subimos? —dice mientras abre la puerta del auto.

Subo y espero que él suba para preguntarle:

—¿A dónde vamos?

—¿Conoces el cementerio donde están descansando los personajes más conocidos de nuestra historia?

Mi rostro se transforma, no sé si me está haciendo una broma o si es verdad...

—¡No, no conozco! ¿Tu?

—Tampoco pero me dijeron que es una experiencia imperdible y saqué las entradas para una visita guiada.

—¡Eres muy original, confieso! ¡Nunca me habían invitado al cementerio!

—¡Sí, lo sé! Creo que tenemos mucho que aprender de esta experiencia.

Mientras empieza a manejar Derek indaga:

—Me gustaría saber: ¿Crees en la vida después de la muerte?

—La verdad es que nunca lo pensé seriamente, te diría que sí pero puede ser que no, ¿tú crees?

—¿Por qué piensas que nos encontramos?

—¿Para conocernos?

—¡Sí, pero más en profundidad! ¿Tú por qué crees que justo nosotros dos nos cruzamos habiendo tantas personas?

—No creo en las casualidades, creo en un destino escrito a medias tintas. —respondí.

—¡Podrían ser vidas pasadas! —suelta con total seguridad.

Me quedo reflexionando sobre su comentario y estaciona el auto, se estira de su asiento hacia el mío, me da un beso y dice:

—¡Piénsalo!

—¡Lo haré!

Salimos del auto, mira para ambos lados y muy seguro exclama:

—Vení que es por aquí... me toma de la mano y entramos al cementerio. Ya está un poco oscuro, está anocheciendo...

Llegamos donde se encuentra el guía y somos alrededor de 15 personas, dice: «¿Qué tal si comenzamos?». Escuchamos el relato de la primera historia, nos cuenta que en el cementerio se encuentran descansando muchos personajes famosos de la historia Argentina. Comenzamos con una de las historias más trágicas de amor y muerte, la siguiente es una relato de familia y una muerte repentina y luego continua con la tercera: la muerte de una mujer muy joven y deseada; todos los relatos son al estilo thriller mientras vamos visitando cada rincón y la tarde va cayendo convirtiéndose en una noche muy diferente. Ya se ven escasas personas pero abundancia de oscuridad.

Mientras caminamos hacia la zona de nuestro cuarto relato, Derek dice: ¿Viste esas reliquias que están aquí la vuelta, cuando pasamos recién?

—No, no las vi... —respondo por lo bajo.

—¡Ven que te muestro!

Me toma de la mano, lo sigo... «Es al costado dando una curva, y media vuelta más...».

Nos paramos frente a una bóveda de mármol, el me mira, toma con sus manos mi rostro y acerca su boca, roza mis labios y nos besamos apasionadamente. Siento como la adrenalina va recorriendo todo mi cuerpo... él mira que no haya nadie, me apoya sobre una pared ¡Y me vuelve a besar! mientras sus manos rápidamente suben por mis piernas, me levanta y me sienta en una columna, su lengua hace un recorrido por mi cuello y sus manos avanzan tan rápido que ya tocó mi portaligas, suavemente su mano llega a mi pelvis, me susurra:

—Solo cierra los ojos.

Los cierro y su mano comienza a regalarme un intenso placer, mi cuerpo oscila entre el sentimiento de ser descubiertos y la intensidad de sus movimientos. El me besa y puedo sentir en todo momento una mezcla de miedo y euforia que me regalan una excitación increíble.

Mi cuerpo tenso por el miedo a que nos descubran. La adrenalina corre por mis venas como nunca antes, en segundos mi llego al éxtasis del máximo placer que haya vivenciado con tanta intensidad.

Vuelvo en mí y el me mira y sonríe. Retira su mano, me sujeta de mi cintura y me ayuda a pisar el suelo. Reviso mi ropa y nos acomodamos. Saco de mi cartera el alcohol en gel y se lo doy. Él se limpia las manos y con tono despreocupado, pregunta:

—¿Vamos a casa y te cocino algo?

—¡Dale!

En el camino vamos conversando sobre una de las historias que nos contaron, el relato de una mujer que murió por amor a su hombre, una gran historia trágica. Discutimos sobre el amor y su profundidad, ser correspondido y amar incondicionalmente.

Llegamos a su casa, me invita a hacer un recorrido de su cocina que por cierto es muy grande y tiene una fantástica vista... seguimos el recorrido y llegamos a su piscina, ¡Es esplendida! Con algunas luces en el parque y otras dentro de la piscina.

—¿Te gusta nadar? —pregunto.

—Sí, me encanta, sobre todo de noche, ¿A ti te gusta?

—No sé nadar.

—¿En serio?

—Sí, es en serio.

—¿Quieres que te enseñe? —Se me acerca y me pasa el brazo por el hombro. Mientras caminamos hacia la pileta...

—Me encantaría.

—¿Trajiste bikini?

—¡No traje bikini! —respondo con tono desenfadado.

—¡Ya lo sé! —Y lanza una risa picara.

—¡Que gracioso! —respondo sarcásticamente.

Él sonríe.

Baja las luces de la piscina, luego vuelve hacia mí, se para de frente y me saca despacio la minifalda y luego desprende mi blusa botón a botón. Me quedo en ropa interior. Se saca su ropa, mientras lo miro y se mete a la piscina y dice:

—Entra y agárrate de mis brazos. —me sujeto mientras me río de miedo. Ingreso al agua, esta tibia, preciosa para esta noche estrellada...

Me mira tan intenso y profundo mientras me sostiene y le devuelvo la mirada. Él espera que baje la mirada, pero no me conoce, soy más intensa que él, ¡Eso pensé!

—Me excita que no me corras la mirada.

—¡Ya me di cuenta! —le contesto desafiante.

Siento la pared de la pileta en mi espalda. Él pone su pecho encima del mío, se acerca y con un tono de voz muy bajo pregunta:

—¿Cuál fue tu peor pecado?

—¿De verdad quieres saber?

—Sí, ¿es tan prohibido?

—No lo sé... Vivir el sueño de otros y no el mío... ¿y el tuyo?

—No haber amado cuando el otro si se lo merecía. —confesó.

Nos miramos y nos deseamos sólo con mirarnos, sus brazos fuertes, su cola completamente en forma ¡Mi deseo de poseerlo es tan grande! Me toma del cuello y me muerde la boca. ¡Mis sensaciones están tan intensificadas!

Me sujeta de la mano y empieza a caminar hacia la salida, lo sigo. Tomamos unas toallas que están colgadas, nos secamos y él se dirige hacia unas escaleras. Se da vuelta me mira y lo sigo.

Al llegar entramos en una habitación, observo su exquisita cama con sábanas de raso negro, lucen como la gloria para el descanso perfecto. Toma el cubrecama, lo saca y lo tira al suelo. Me levanta y me apoya boca arriba sobre el borde de la cama, mientras me mira a los ojos, pregunta:

—¿Confías en mí?

—¡¿Si confío?! —No sé si se lo pregunte o afirme, su mirada profunda y su sonrisa me dijo que todo iba a estar bien.

«¡¿En algún momento es menos intenso este hombre?!» Me pregunto mientras él desaparece de mi vista.

Veo como regresa lentamente y tiene cierto velo de misterio al caminar, puedo ver que en sus manos tiene algo pero no llego a ver que es. Se acerca a mí y sonríe, estira una tela y la lleva a mis ojos, es una especie de antifaz, venda mis ojos mientras que los cierro tímidamente, puedo percibir como mi respiración comienza a agitarse. Lentamente baja por mi torso, llega a mi pelvis, sujeta mi bombacha y la saca lentamente.

Luego toma cada una de mis piernas y las lleva a cada punta de la cama, me siento completamente vulnerable. Lo escucho decir:

—¿Seguís confiando en mí?

—Por supuesto. —respondo.

—Decime una palabra, si en algún momento no te sentís cómoda, la decís y paro.

—Abismo.

—Perfecto, esa es tu palabra. ¡No la podes decir! —responde sarcásticamente mientras escucho el sonido de su risa.

Se acerca a mi oído y dice susurrando:

—¡Esta es la cena! —Mientras me saca el corpiño y escucho como cae. Con sus manos lleva las mías por encima de mi cabeza. Él tiene el control total. Comienza a besarme el cuello, siento su cuerpo sobre el mío, todo su miembro toca mi pelvis. Aunque todavía tiene su bóxer puesto, lo siento completamente excitado.

De pronto algo extraño comienza a rozar mi piel, le pregunto qué es:

—Una pluma, ansiosa... —responde— La pluma roza mis brazos y se va deslizando por mis pechos. Sutilmente sigue bajando, mientras que con sus dedos va formando figuras tocando suavemente mi pelvis, luego comienza a pasar la pluma por mis piernas, me siento expuesta y frágil, pero me gusta.

Escucho como se levanta y por segundos no sé qué hace pero siento mucho misterio, de la nada siento como apoya sus dedos en mis tobillos y percibo calor cuando el mueve sus manos.

—¿Vas a poder con todo esto? —pregunta.

—¿Ya habíamos empezado? —lo desafío ruborizada.

—¡Aja! ¡Entonces empecemos!...Quiero que te levantes y te des vuelta.

Me levanto, el me ayuda, apoyo mis manos y mis rodillas en las sabanas, me siento un gatito... y escucho que nuevamente camina, vuelve y roza mi nalgas con algo que se siente suave, algo así como un suave algodón que van deslizando por mi nalgas.

—¿Estas lista?

—¡¿Sí?! —respondo.

—¡Así me gusta! —mientras golpea su fusta en mis nalgas.

«¡Wow! ¿De verdad me azoto?».

Ahora acaricia mi otra nalga con su mano, y la suavidad con la que lo hace me hace saber que vendrá otra...

«¡Wow! ¡Otra vez!».

¡Definitivamente este es el hombre más salvaje que haya conocido!

Escucho como sus manos se frotan, vuelve a tocar mis muslos y noto que sus manos están aceitadas, primero me masajea muy suave y muy sutilmente el abre mis piernas y vuelca el contenido de su aceite por mis glúteos. Desliza su mano para desparramar el contenido por toda mi pelvis y se acerca y comienza a soplar. ¡Como si no fuera poco mi pelvis está en llamas de placer! ¡El calor corre y se expande!

Entregada completamente el me hace sentir las 7 maravillas de mi país en mi vagina. Mi cuerpo transpira de placer por su dulce armonía al besarme y jugar con pasión por mis delicadas zonas.

Sujeta mis piernas y dice:

—Relaja tus brazos.

El me sujeta y me da vuelta. Se sube arriba de mí y lleva mis manos hacia arriba, me suelto una y la bajo despacio, tocando todo su pecho, llego a su pelvis y el sigue en bóxer, mi mano navega por encima de él y noto que ¡Está completamente excitado!

Me acerco a su oído y respondo:

—Solo quiero tocarte ¿puedo? —mientras mis manos tocan su miembro por encima de su bóxer. Sujeto el mismo y tiro hacia abajo, él se levanta y nuevamente sube encima de mí, esta vez sin bóxer. No puedo ver, pero puedo tocar y sentir como él se disfruta cada caricia que le doy. Tomo el aceite que dejo al lado mío y vierto un poco en mis manos y luego las deslizo a lo largo de su pelvis... puedo escuchar como su respiración se vuelve más intensa.

Su cuerpo se tensa. Siento que me pide que vaya más rápido y así lo hago. Puedo notar como disfruta de cada sensación intensa, de cada momento donde el límite se esfuma, mis manos se pierden en su cuerpo, descubriendo que parte de él le despierta mayores sensaciones. Divago mientras y él lo disfrutamos. Es un momento único donde los dos solo queremos satisfacer al otro, donde solo el sentir lo más fuerte que podemos sentir nos une.

—Me fascina como lo haces pero quiero seguir con lo que deje. —expresa sujetándome con sus manos hacia él.

Se levanta mientras sigo con la venda en los ojos, toma cada una de mis piernas y las ata, toma unos lazos y sujeta mis piernas a cada lado de la cama y se aleja ¡Cada vez que lo hace mi curiosidad va en aumento!

Vuelve y empieza a jugar conmigo, apoya algo que va subiendo lentamente hasta llegar a mis pechos. Sin saber que es, lo enciende y siento como este juguete me empieza a succionar la piel muy sutilmente, lo apoya en mis hombros y juega conmigo con la succión y la vibración.

Comienza a deslizarlo y mi respiración se dispara, sabe perfectamente lo que me gusta y por eso lo enciende y cuando ve que mi respiración se incrementa lo apaga. ¡Cada vez me genera más adrenalina y quiero más!

Lo hace una vez, otra vez y ¡No puedo explicar lo que estoy viviendo!, estoy al límite de estallar de placer, mi respiración se intensifica y él se frena,

Respondo que no pare, él dice:

—¡Déjate llevar!

Enciende y apaga el juguete y lo desliza por todo mi cuerpo. Llega a mis piernas y se pierde, él se mueve lentamente por todas mis piernas y mis músculos se tensan en cada vaivén. ¡En todo momento me tiene cautiva! Siento una sensación inexplicable, mi cuerpo entra en shock, no sabe cómo reaccionar ante este placer que recorre mi cuerpo.

Él susurra:

—¿Vamos por todo?

Me imaginaba a que se refería:

—¡Sí! —lo desafío.

Mientras que mis piernas tiemblan de placer, el las desata, toma de la mesa de luz un preservativo, se lo pone y viene encima de mí, se apoya suavemente, me saca el antifaz y puedo verlo y sentirlo completamente, me mira fijo a los ojos y me trasmite todo su fuego sin mediar ni una sola palabra.

En cada vaivén en que nuestros cuerpos se encuentran y podemos ver en el cuerpo y los ojos del otro como nace una gran transformación, una electricidad nace en nuestros pies y corre lenta y rápidamente por nuestras piernas, los dos estamos tratando de contener esa explosión, pero ella nos persigue, nos invita a unirnos y desconectarnos juntos y separados, a explotar con en nuestra transformación egoísta donde él se llevara mi energía y yo la suya, donde ambos seremos parte de nuestro gran momento de placer.

De pronto todo se frena, cerramos los ojos y en ese preciso momento ¡Viví el orgasmo más profundo de mi vida!

Solo puedo ver como él momentos después llega al mismo cielo donde ya estoy.

¡Ahora sí sé lo que es vivir la petit mort!

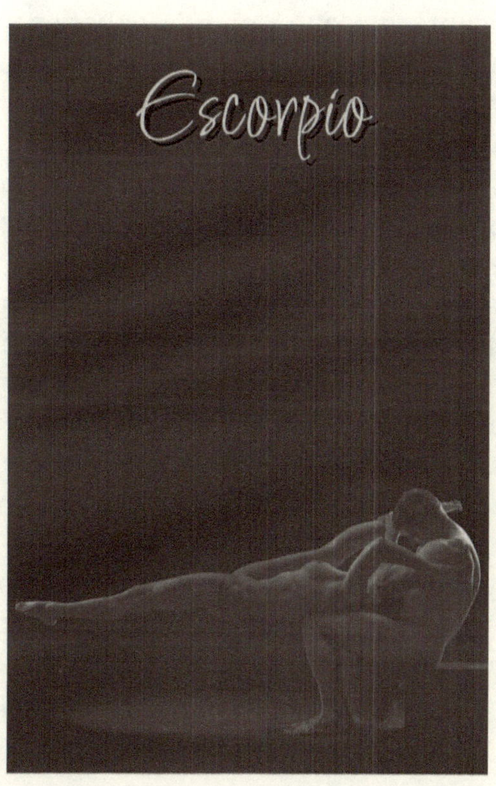

13 PISCIS: FANTASÍAS

Descubrí con Derek como la intensidad de la sexualidad se apodero de mí. Más que una aventura, ¡Fue una gran travesía!

Derek me ayudo a desligarme de mis miedos, de sentir el máximo placer que me puede ofrecer mi cuerpo, de atreverme a cruzar la línea de lo tabú: en mi mente y cuerpo.

Desafiando no solo mis creencias, si no mi necesidad de control, esa necesidad de saber que va a pasar, de querer hacerlo todo a mi manera, de asegurarme que por mis experiencias pasadas, los demás no me harán lo mismo, esas heridas que cargaba de las cuales no podía liberarme. Sin dudas Derek me ha marcado, su forma directa y honesta.

Siento que él cambio algo dentro de mí que lo que viví en la superficie, pero cambio por dentro: sentí que me podía entregar segura a mostrarme vulnerable.

Creo que es poco probable volver a sentir esa conexión tan fuerte, quizás este juego, este experimento este llegando a su fin. Me iré a dormir y lo seguiré analizando con el correr de los días.

Transcurrieron dos semanas en las que no podía dejar de pensar en Derek. Ya había llegado la tercera semana y tenía un viaje con mi amiga, así que decidí relajarme y salir a divertirme un poco sin tanto rollo mental, gran consejo el de Eva.

Es viernes a la tarde y ya cargue el bolso en mi casa, me encuentro con mi amiga en el auto y salimos. Manejo directo hacia la playa, destino: Mar del Plata. Tendremos una fiesta en la playa. Subimos y dedicamos 5 horas a ponernos al día. Igual nunca alcanza el tiempo para estar al día, pero en ese tiempo pudimos conversar y llegar a tiempo para descansar en el hotel que nos esperaba.

Bajamos los bolsos y hoy ya tenemos pensada una salida de bar y casino. Y mañana la súper fiesta. Nos dormimos temprano. Nos gastamos mucho dinero en el casino y ganamos muy poco ¡fue la gran trampa!

Al día siguiente nos preparamos directamente para ir a la fiesta de la playa, vamos por la tarde.

Llegamos, nos descalzamos en la arena y nos acercamos para escuchar un poco más, está lleno de gente, es una banda con mucha convocatoria, nos acercamos al escenario y lo veo a él, es el cantante y no sé si es porque casi nos caemos al llegar, pero él me observa y simplemente sonrió.

Él tiene las voz más bonita que haya escuchado, bailamos y cantamos con mi amiga durante las dos horas... termina el show y el mundo de gente se va desintegrando, mi amiga dice de ir a comprar una caipiriña, nos acercamos a la barra y mientras mi amiga pide las bebidas y observo como el cantante va caminando por el costado con otros, saludándose.

Nos paramos con mi amiga a charlar ahí cerca de la barra y ella me cuenta de que nos invitaron unos amigos a cenar a un resto muy cerca del centro.

—¿Quieres ir? —pregunta

—¡Si, vamos! —respondo—¿A qué hora es?

—A las nueve aproximadamente, pero tú sabes que nunca llegan en horario.

De pronto miro para donde está el y me está mirando, cruzamos miradas y ya estoy segura de que hay algo, mi amiga siempre atenta, pregunta:

—¿Estas coqueteando con el cantante?

—¿Yo? —lanzo una carcajada.

—¡A mí me gusto el guitarrista! —me dice mientras me mira picara.

—Bueno está al lado del cantante, fíjate. —respondo mientras sonrió.

Se nos acerca una mujer rubia, tremenda mujer y nos dice:

—¿Chicas les gustaría conocer a los músicos?

—¡Sí, claro! —respondo dulcemente.

—Por aquí. —nos dice señalando el paso estirando sus manos.

Nos acercamos y ella nos presenta, el cantante se llama Dylan, saludamos a los músicos que están ahí y él me mira. Y sonrió, me acerco y respondo:

—Me encanto la música.

—¡Gracias! ¿Se escuchó bien? —pregunta.

—Sí, se escuchó perfecto y eso que al principio estábamos en el fondo. —respondo.

—Genial, estábamos un poco preocupados por eso, pero creo que la última prueba de sonido lo resolvimos. —responde.

Mientras se nos acercan dos amigos de él y lo saludan, se empiezan a ir.

Busco a mi amiga y ella coqueteando con el guitarrista, la miro y me sonríe. Dylan me mira y dice:

—Voy a ir a relajarme un poco ¿quieres venir a casa? —pregunta.

Vacilo un momento y miro a mi amiga sonriente y respondo:

—Bueno, dale.

—Espera que saludo a mi amiga.

Me acerco a mi amiga y él saluda a sus amigos.

—¡Amiga nos vemos después!

—¡Dale hablamos!

Él empieza a caminar y lo sigo, bajamos por la arena y caminamos por la playa, está por atardecer, así que se siente el sol, caminamos mientras vamos charlando de los temas y la composición, me cuenta que él mismo hace algunos temas que luego interpreta en el escenario, me cuenta sobre el próximo tema que está por lanzar, como surgió su inspiración.

De pronto dice: «Es aquí». Llegamos por la playa y veo que hay una mujer despampanante por ingresar al jacuzzi que esta con vista a la playa, entramos y algunos amigos de él, están allí. Saludamos y Dylan dice:

—Nos podemos duchar aquí.

Entra al toilette y tiene vista a la playa, cierro la puerta y él se saca la remera, lo miro, me acerco y le doy un beso como si no hubiera mañana, él me toca suavemente la cintura, me alejo y comienzo a sacarme mi short y mi remera, me quedo en bikini y él se desnuda completamente, entramos y nos enjabonamos, es tan despejado, fluye como si nada.

Salgo y comienzo a secarme, sigo con mi bikini y el sale y se seca, dice:

—Voy a buscar mi traje de baño.

—¡Te espero! —respondo.

Abre la puerta y sale hacia las escaleras, escucho menos ruido.

Salgo del baño y sus amigos están en la puerta yéndose, queda una pareja en la puerta ordenando sus cosas.

Me acerco a mirar el atardecer desde el ventanal y él llega y me toca la cintura.

—¿Vamos? —dice.

Nos acercamos al jacuzzi, adentro sigue la mujer que estaba antes, nos metemos despacito, hay mucho lugar por suerte.

Nos acomodamos, ambos apoyados en la pared del jacuzzi, uno al lado del otro mirando la playa.

—¡Que vista increíble! —respondo.

—¡Si, una belleza! —dijo.

Siento como su mano se desliza por mi cuello, me acaricia suavemente.

Me muevo y me acerco delante de él y lo miro y comienzo a besarlo, él se deleite con mi boca, me sujeto de su cuello y él se sostiene con sus brazos, estamos besándonos cuando siento que una mirada nos penetra, dejo de besarlo y miramos para el costado y ahí está ella: mirándonos fijamente, lo miro a él y ambos sonreímos, no sé si es de la incomodidad.

La miramos y él tiende su mano hacia ella, esta le da su mano y se acerca a él y lo besa, él responde besándola, los observo y no sé qué hacer. «¡Me parece que esto no era lo que esperaba!» Pienso.

Ella deja de besarlo y me mira, se me acerca y comienza a besarme y me dejo llevar, siento como Dylan nos mira, me separo de ella y comienzo a besarlo a él, ella se pone atrás mío y toca suavemente mis hombros y apoya su boca en mi cuello y comienza a besarlo, besos suaves y espaciados, mientras los besos del él me desbordan.

Las manos de ella bajan a mis caderas y de pronto van subiendo gradualmente, él con sus manos lentamente va tocando mi cuello, me siento muy excitada, ¡La simple idea de un trio me está volviendo loca!

Las manos de él se pierden en mis pechos y las manos de ella se pierden en mi pelvis. Se mueven tan lentamente que mi cuerpo se derrite de placer en cámara lenta. Los besos, las caricias me generan una tensión por todo mi cuerpo, puedo sentir como el agua se mueve al mismo tiempo que ellos están diseñando entre los dos el orgasmo más profundo que haya vivido. ¡Sus energías combinadas en mis zonas más privadas, me hacen vivir la experiencia más atrevida!

Ella saca su mano y el me besa el cuello, relaja sus piernas y me susurra al oído.

—¿Salimos?

—¡Sí! —respondo.

Él se levanta y me toma de la mano, miro hacia atrás y ella nos sigue.

Vamos por el costado del jacuzzi, vamos en una bajada dentro de la cerca, es una bajada de arena bastante amplia, ella toma una especie de manta gigante que hay ahí y lo apoya sobre la arena, él se para desnudo mirando la playa y noto como detrás de él está el mar azul que golpea con las olas a lo lejos, ¡El paisaje es increíble! el sol ya está bajando, toco suavemente su espalda por detrás y siento las manos de ella en mi cuello y van bajando por mi espalda, ella masajea suavemente mi espalda. Dylan se da vuelta y me besa, a la vez que ella no me quita las manos de encima.

Después de unos segundos de besos y masajes, el deja de besarme, me mira y me toma de la mano, me lleva hacia la manta y me ayuda a acostarme boca arriba. Nuestra amiga desconocida se sienta y con sus manos comienza a masajear mi cuello suavemente y se desliza hacia mis brazos.

Dylan al mismo tiempo acaricia mis pies y mis piernas,

¡ambos están trabajando duro para mí! Yo aún no me siento del todo relajada, ella se da cuenta y mientras pasa sus manos por mi pelo, se acerca a mi oído y dice:

—Relájate. —con una voz muy suave y sexy.

Es la primera vez que dice algo desde que la vi. Mientras toca mis hombros y mi pelo, vuelve a hablarme:

—Suavemente cierra los ojos y déjate llevar.

La miro y me relajo, siento como mi cuerpo se tensa de todas las formas posibles, puedo percibir a los dos haciéndome masajes y dándome placer a mí.

Poco a poco ellos me hacen vivir lo que es entregarse por completo al otro para vivir el placer. Siento una conexión espiritual y no solo corporal. Una unión con la totalidad.

Por primera vez estuve con un hombre y una mujer al mismo tiempo, ellos se ocuparon de que cumpla una fantasía, aunque no sabía si era mi fantasía, ellos hicieron que fuera un momento mágico.

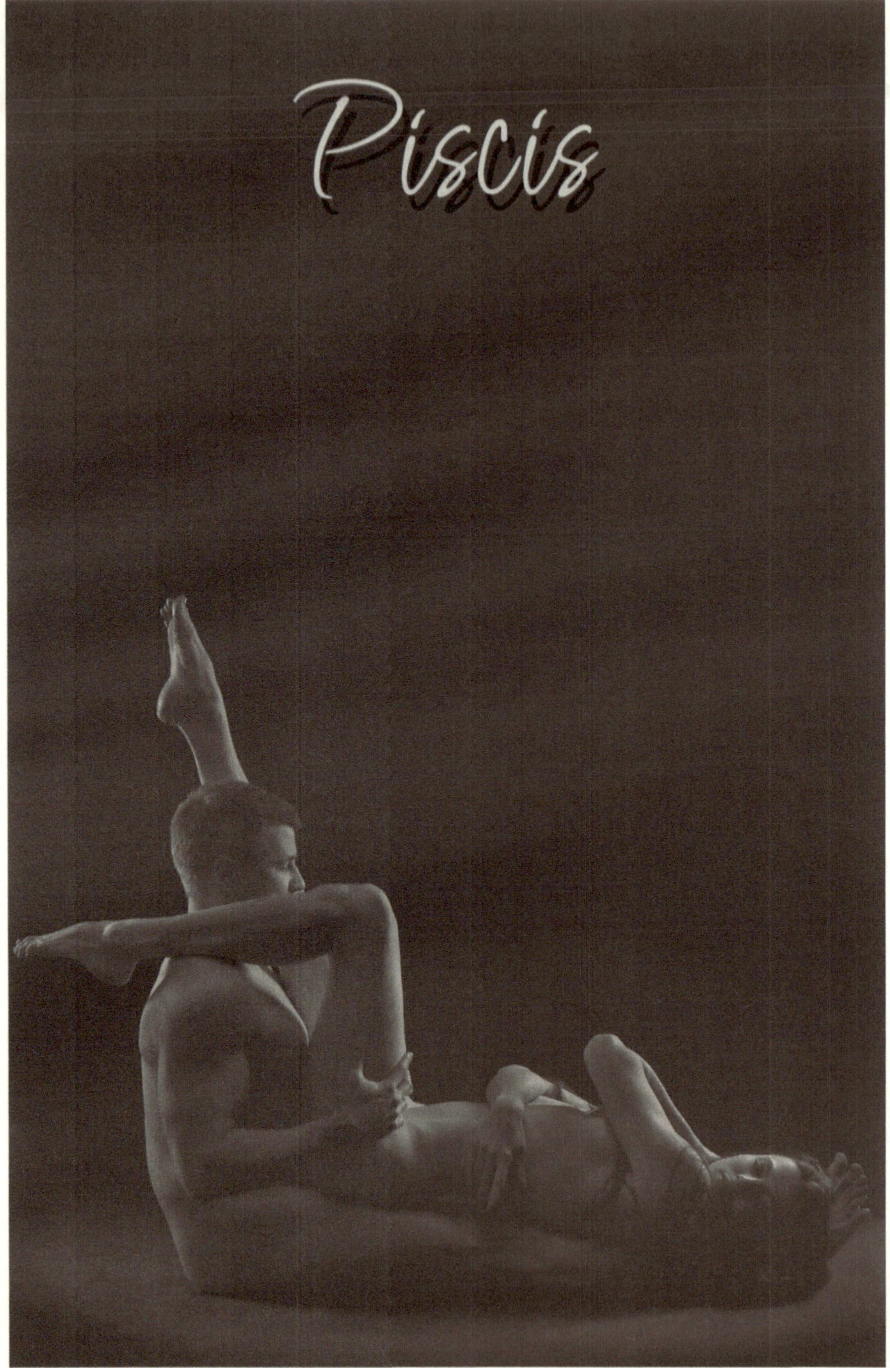
Piscis

14 ACUARIO: INNOVACIÓN

Esta experiencia cambio por completo mi forma de ver la sexualidad. Con solo recordar que ellos estaban ahí para complacerme me genera una sensación de éxtasis total.

Luego de unas semanas de estar muy ocupada con reuniones y tener poco tiempo para conectarme en mi aplicación y ¡de verdad que no estaba siendo necesario después de la última experiencia! Sin embargo mi aplicación sonaba muy seguido, decidí chatear con Benja, el cual parece alguien muy inteligente, me conto que es científico y que tiene realmente poco tiempo para conocer mujeres, la conversación se vuelve agradable a pesar de que es ¡muy estructurado! Cuando empieza a fluir la conversación ya parece más descontracturado.

Hablamos y hablamos durante horas por dos semanas y con la única imposibilidad de no poder coincidir en vernos. Los dos con dos viajes de negocios, pero decidimos sellar una fecha definitiva para el encuentro, todo avanzo de una charla muy seria y muy intelectual a ¡un deseo de besarnos acaloradamente! Decidimos que en una semana nos veremos. No puedo esperar a que suceda, es una mezcla entre un coqueteo intelectual de otra galaxia, sus chistes son a otro nivel de entendimiento.

El jueves me llama, me cuenta que ya llego de viaje y que quería confirmar nuestro encuentro para las 20 hs, promete pasarme a buscar. Finalmente pasa por mi casa, baja de su moto y me deleito con su forma de caminar, un tanto extraña pero que deja su huella. Subimos a su moto y salimos rumbo al restaurante, tan extravagante como él.

La cita fue un éxito, terminamos besándonos como dos adolescentes enfrente de un rio. Luego de conversar por bastante tiempo, me pregunta si me gustaría acompañarlo a un congreso. Con mucha curiosidad le respondo que sí, pero que quizás es muy pronto.

—Tenes razón, mejor la próxima vez—responde con tono despreocupado.

Vacilo por unos momentos…

—Me encantaría ir, pero no sé si será incomodo, no he terminado la carrera, pero adoraría ir, quizás es mi única oportunidad de saber un poco más.

—¡Solo te falto el último año!

—Sí, lo sé. Pero no soy parte de esa comunidad…

—¿Quieres venir?

—Sí, ¡sí!

—Paso por ti entonces.

Subimos a su moto y me deja en mi casa, su forma jovial pero a su vez concreta es algo que me atrae y me enciende.

Llega el día del congreso y acordamos con Benja que iría en mi auto, nos encontramos en la puerta del hotel, lo saludo tímidamente e ingresamos, puedo ver que está lleno de casi colegas, nunca me termine de recibir de esa carrera, me falto un año, pero siempre me mantuve actualizada, «¿será que entenderé de que viene esto?» Sí, ¿seguro que sí!

El comienza a buscar asientos cuando me cuenta que un colega suyo está allí, nos acercamos a el:

—Hola Guido ¿cómo estás?

—Bien ¿y tú Benja?

Mientras saludamos él me presenta:

—Excelente, aquí con una amiga hoy, Guido, Ada, ella es: Amanda.

Nos saludamos y mientras nos acomodamos en los asientos de al lado, Benja me cuenta que Guido es científico, él tiene un proyecto de aplicación de nanotecnología y está en los últimos pasos antes de su aplicación, se apresura a ponerme al tanto porque inmediatamente empieza la charla.

Termina y nos levantamos, me cuentan los tres que esta es la última charla importante sobre lo que están terminando de estudiar para avanzar.

—¿Estuvieron en muchas charlas? —pregunto.

Guido mira a Ada y le pregunta:

—¿Estuvimos en 3?

—Sí, creo que fueron 3 —responde Ada.

—Estuve analizando esta última charla que estuvimos y lo convertí a lo que conversamos la última vez, al proyecto solo resta una vuelta pero que no la encuentro, hice avances ¿te conté? —relata Guido.

—No, te habías quedado en una ecuación que no tenía solución a simple vista me contaste la última vez. —responde Benja.

—Si, finalmente encontré la forma de revertirlo, pero me tropecé con otro inconveniente —cuenta Guido.

—¿Y te podemos ayudar con algo? —responde Benja.

—No se quizás solo necesito abrir canales para encontrar otra variable, pero tengo que mostrarles primero como resolví lo anterior —continua Guido.

—Quizás Amanda nos puede dar su propia mirada, siempre una vista nueva nos viene bien…—menciona Ada.

Interrumpo:

—No soy científica.

—Ah, ¡disculpa! Pensé que como habías venido, eras una colega de Benja.

—No, ella no es, pero solo porque dejo su carrera en el último año. Es casi una.

Sonrojada, respondo:

—Sí, claro, podría mirar, ¿porque no?

—¿Y qué tienen que hacer ahora? —pregunta Guido.

—Nada, ahora estábamos por volver a comer algo a casa, pensábamos que esto nos iba a llevar todo el día —dice Benja.

—¿Quieren venir a comer a casa? —pregunta Ada.

Benja me mira:

—¿Quieres?

—Sí, por supuesto, me encantaría ver este proyecto —Respondo.

—Tomamos ese folleto que me falto y salimos ¿Nos vemos en el estacionamiento? —dice Benja.

—Sí, nos vemos ahí. —responde Guido.

Pasamos a buscar los folletos y bajamos hacia el estacionamiento, los encontramos ahí y les decimos que los seguimos, subimos y mientras voy manejando Benja me cuenta que Guido la vez anterior le había mostrado avances, sobre la aplicación de la nanotecnología a la regeneración de piel en la muñeca que está construyendo.

—¿Ya la había aplicado a la inteligencia artificial de la muñeca o no? —pregunto.

—Sí, ya la había aplicado, pero encontró que tenía un error y estuvo solucionando eso.

—¡Ah! ¿Y ahora tiene el mismo inconveniente para aplicarlo a la piel? —pregunto.

—No, es otro.

Vemos que Guido dobla y va ingresando a la entrada de su casa, estacionamos al costado y nos dirigimos a la entrada, mientras pasamos Ada nos dice:

—Ya voy a preparar algo para tomar.

—¿Te ayudo? —dice Benja.

—Dale. —responde Ada.

Mientras aprovecho para decirle a Guido:

—Benja me conto que resolviste lo de la inteligencia artificial, ¡Felicitaciones!

—Sí, eso ya lo pude resolver por suerte —responde — ¡Gracias!

Veni que te muestro lo que les contaba, mientras me lleva por un pasillo donde se ve toda la naturaleza que rodea su casa, entramos a su laboratorio de estudio.

Me acerco a Guido y él amablemente me va contando lo que está haciendo a su vez que me lo enseña. Saca su cuaderno y me muestra lo que experimento al ponerlo en práctica. Mientras comienza a relatarme la dificultad, llega Benja y Ada con las copas, nos dan una a cada uno.

Guido me muestra la muñeca que está en un soporte colgando de pie y nos dice miren:

Él se acerca a la muñeca y comienza a frotar el gel en un espacio de la muñeca que no está recubierta de piel, es un hueco que al aplicar el gel espera que la piel se regenere automáticamente, aplica el gel en ese espacio y esperamos unos segundos mientras tomamos nuestra bebida y vemos como comienza el periodo de regeneración pero al acercarnos comienza a retraerse, falla y deja de avanzar el proceso.

Me acerco y toco la textura y le respondo:

—Tiene que ser una falla en la composición de la mezcla, es errónea la cantidad de un elemento.

Me acerco y observo sus estantes donde están los componentes.

—¿Dónde Tenes la mezcla?

—Acá. —responde y me la acerca a mi mano— ¿y los químicos?

—Aquí. —mientras abre su espacio de químicos, revuelvo entre sus frascos mientras que ellos no emiten sonidos, de pronto veo lo que creo que falta, tomo un espacio de muestra, agrego el componente, lo mezclo y respondo:

—Esto debería darle estructura.

Le paso el gel, el busca otra parte para usarla de muestra y probar, comienza a colocarla sobre la muñeca y esperamos todos expectantes unos segundos y... ¡vemos como la piel comienza a regenerarse nuevamente!

Nos acercamos a ver y tocar como queda la regeneración ¡y quedamos extasiados!

¡Emocionados todos estiramos nuestras manos para saludarnos! Hemos resuelto esta dificultad.

Miro a Guido y respondo:

—Es semi temporal pero funciona.

Ada sale hacia la cocina y dice:

—Llevo las copas al comedor, vayan que brindamos por este nuevo avance.

Voy a ayudar a Ada a la cocina y llevamos las copas al comedor. Ahí nos esperan Benja y Guido, todos tomamos una copa.

—Brindemos por este nuevo avance que permite un nuevo lanzamiento a nivel nacional y quien dice.... —Exclama Benja.

—Gracias a ustedes lo pude resolver, así que este avance es compartido. —insiste Guido.

—¡Felicitaciones! —exclamamos todos.

Estamos todos brindando de pie con una gran sonrisa de satisfacción, Benja está al lado de Ada, ella al lado de Guido y yo al lado de ambos.

Ada dice:

—¡Voy a poner música!

Se mueve hacia el mueble y comienza a sonar jazz, Guido se acerca y me mira, levanta su mano y me la estira, para que le de mi mano, miro a Benja y estoy un poco desconcertada, pero se la doy. Sus amigos están resultando un poco bastante extraños, probablemente como él.

Ada le pide la mano a Benja y los cuatro estamos moviendo los cuerpos al sonido del jazz.

De pronto Guido acomoda el pelo de mi cara, sutilmente me acaricia el rostro y lo miro a Benja y al verlo Ada toca suavemente su cabeza.

Mientras nos miramos con Benja, Guido me da un beso en mi mejilla, Ada hace lo mismo con Benja, claramente que acá hay algo más, lo miro a Benja y entiendo todo con su mirada. El permanece mirándome por unos segundos mientras que Guido, roza nuevamente mi rostro, entre los tres están esperando que reaccione para ver como continua. Esto no se parece en nada a una segunda cita…«¡Ahora todo depende de mí!»

¡Que mañana me castiguen! ¡Que más!

Deslizo mi rostro lentamente hacia Guido, él me mira y me besa, me sujeta de la cintura, mientras toco suavemente su cabeza, me besa sin ningún tipo de reparo, sin ninguna vergüenza, me distancio de su boca suavemente y veo que Benja está sentado en el sillón de enfrente y que Ada está encima del besándolo, él parece disfrutarlo...

Guido me vuelve a besar y comienzo a besarlo lentamente, me relajo y comienza a tocarme suavemente la espalda y va bajando de manera delicada pero gradual, siento sus manos por mi cintura y luego se mueven hacia mi cola.

Me va llevando suavemente al sofá ¡que es enorme! me apoya sobre él y me saca los zapatos y mi falda.... miro a Benja y mientras Guido me saca la blusa puedo ver como Ada está besando todo el torso de Benja.

Guido se sube encima de mí y acerca su cara a la mía y me besa, su lengua pasea por mi boca buscando una conexión más profunda, luego pasea por mi cuello y comienza a deslizarse suavemente por mis pechos, con sus manos me levanta el corpiño y comienza a besar ambos pechos mientras los masajea muy sutilmente.

Aún estoy un poco confundida entre entregarme y reprimirme, pero Guido me mira de tal forma que me da seguridad en saber que él hará solo lo que yo quiera...

Mientras me sigue besando los pechos me mira para saber si me gusta y si continua, es un hombre deliciosamente atento con cada movimiento, de sus manos, de su cuerpo.

Poco a poco levanto mis manos hacia arriba y cierro los ojos, el comienza a bajar por mi abdomen mientras me sigue besando... llega a mi pelvis y me mira, delicadamente sujeta mi bombacha y me la saca mientras lo miro...

Él se desliza sobre el sofá, lentamente hacia abajo, abre delicadamente mis piernas y puedo sentir como sus manos se alborotan en mi entrepierna. Miro a Benja y veo como ella está lamiendo cada espacio de su torso desnudo...Verlos a ellos me hace sentir muy excitada, al mismo tiempo Guido hace que mis piernas se aflojen con cada caricia sobre mi piel...

Mis deseos navegan entre querer poseer a Benja y al mismo tiempo observar como su cuerpo se entrega por completo al placer que Ada le está dando.

Cierro mis ojos por unos segundos mientras puedo sentir como Guido me toca de una forma que me hace sentir una obra de arte a punto de ser descubierta... mi cuerpo no se decide, pero sin dudas ¡tiembla de éxtasis!

Empiezo a gemir, miro para el techo y mis ojos se cierran, me sujeto con mis manos del sofá, mi cintura se eleva y un escalofrío recorre mi cuerpo en segundos mientras el frota con sus dedos una y otra vez mi clítoris... intento contenerme pero ¡llego por completo al éxtasis! Mi cuerpo tiembla y al abrir mis ojos, él está ahí, observando como gozo de placer.

Guido se acerca a mí, me saca el corpiño y lo apoyo para que se recueste boca arriba, desabrocho su pantalón y voy bajándolo mientras él me observa con mucha cara de pícaro, inmediatamente el me ayuda a sacarse el bóxer, estira su mano y me acerco a su boca y mientras lo beso, me deslizo por encima de él, sus manos se vuelven locas por mi cuerpo y puedo sentir como me desea cada vez que nos miramos.

«Por momentos me olvido de Benja y Ada, la adrenalina del momento me tiene descontrolada». Cada momento que con Guido paramos para desvestirnos el solo me mira y con sus ojos puedo comprender todo, su mirada es como una llama que pide por favor ser saciada.

Después de tirar el bóxer al suelo, mi pelvis encuentra un lugar cómodo encima de él y al mismo tiempo que me muevo para adelante y para atrás puedo escuchar como Ada gime de placer. Los observo detenidamente mientras me muevo y están enredados en el otro sillón, Benja tocando cada espacio de su vagina y Ada masajeando cada parte de su pene, no hay nada para ocultar, el placer está en su máxima expresión.

Vuelvo a mirar a Guido y mi cuerpo me está alertando que un shock de adrenalina está por llegar, apoyo mis manos a los costados del sofá y abro más mis piernas, mientras él mira mi vagina, me muevo cada vez más rápido y el toca mi clítoris más rápido... siento como me agito cada vez más y mis piernas se tensan y me froto un poco más y comienzo a llegar, miro a Benja y llego al orgasmo mientras lo veo a él.

Caigo rendida en su pecho, el me pasa la mano por la espalda y me deslizo al sillón, Guido se va levantando, me da la mano para que baje del sofá, se agacha al suelo arrodillado y me pide que me ponga delante de él, ambos quedamos observando a Ada y a Benja, me arrodillo y miro la escena de ellos y Guido viene detrás de mí y puedo sentir todo su cuerpo unido al mío.

Ambos quedamos mirando como Benja estimula con sus dedos a Ada y la hace llegar al orgasmo... ella grita mirándonos.

Benja le pide que se ponga en la misma posición que estamos con Guido...Ada se pone así y el la penetra, los dos comienzan a tocarnos el clítoris y estoy muy excitada y fuera de orbe. ¡Adoro esta conexión de vernos en un espejo real!

No sé si por espejo o por deseo, pero todos empezamos a gemir, siento cada vez más tensas las manos de Guido, cada vez más fuerte y más intenso, su velocidad acelera, su respiración más intensa, no aguanto más y comienzo a gritar más fuerte...

El cuerpo se tensa y luego larga su descarga eléctrica donde por unos segundos mis ojos se cierran y se pierden... de pronto siento que me relajo y escucho a Guido que me presiona los muslos, presiono mi vagina y él llega a su orgasmo....

Segundos después escucho a Ada y a Benja terminar... delante de mis ojos.

MICAELA NARDUZZI

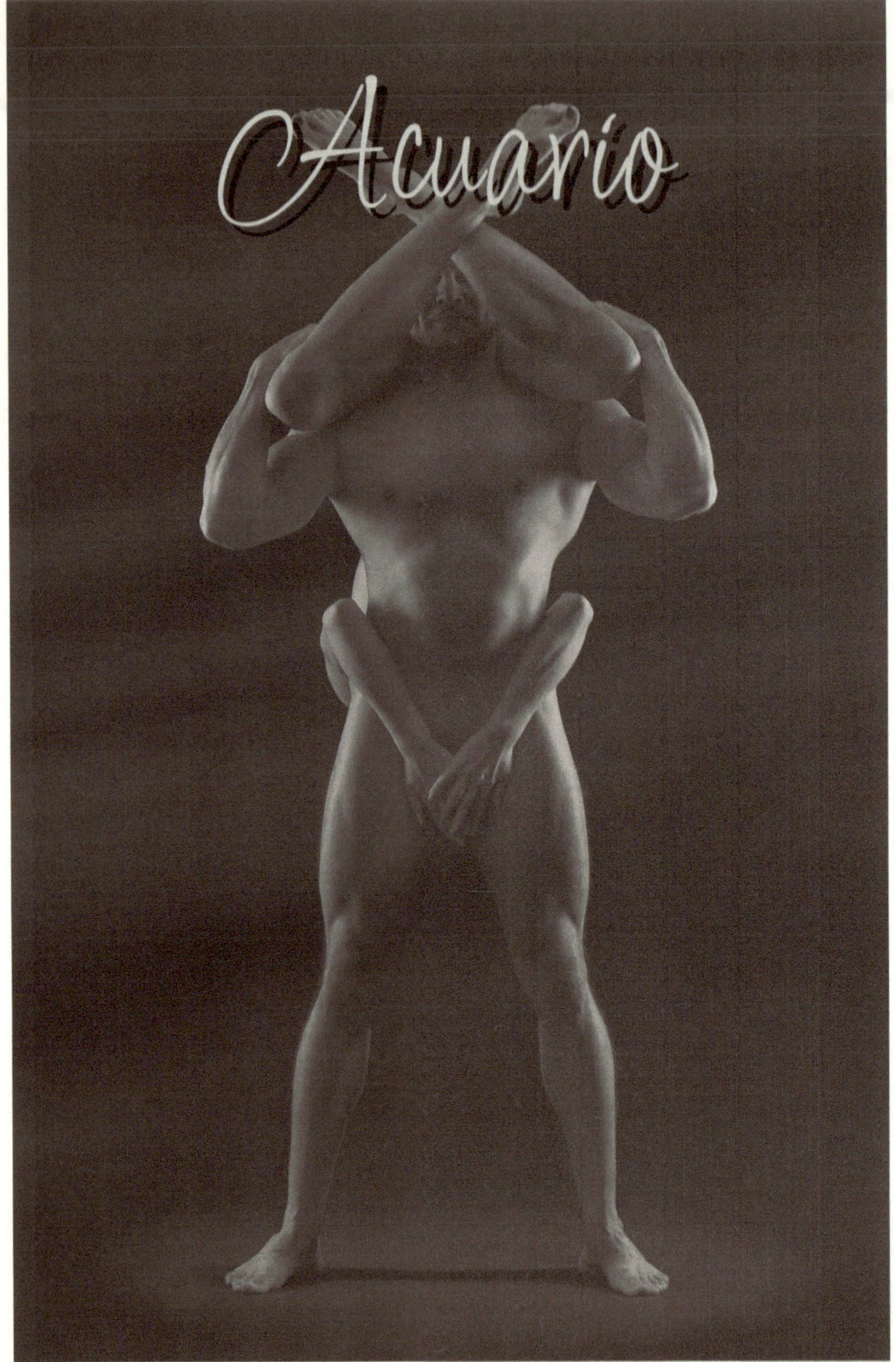

15 ¿ESO ERA TODO?

Me desperté y vi las luces encendidas, toque a mi costado y es un papel, lo sujeto y observo, «El uso de preservativos…»

¡Qué extraño todo! ¿Hace cuánto me quede dormida?

No sé si fue un sueño o realidad, pero finalmente me di cuenta que era ¡virgen!... ¡Virgen de conocer y disfrutar mi sexualidad!

16 MÁS SOBRE LOS 12 SIGNOS Y EL SEXO

LA ENERGÍA DE MARTE EN ARIES

Aries es directa, apasionada, impulsiva, entusiasta, enérgica, emprendedora, dominante, valiente, desafiante y espontánea.

Amante de la aventura.

En la cama tienen mucha energía dinámica y renovadora, que se enciende una y otra vez. Lo dan todo en el encuentro sexual, no actúan a medias, son activas, les gusta dominar al otro y mantienen siempre la llama encendida.

Al ser un signo de Fuego destaca por la confianza en sí mismo, la sinceridad, la fogosidad, el dinamismo y el optimismo.

Al ser un signo cardinal tiene la capacidad de ser creativa y líder.

Está regido por el planeta Marte, quien representa: la iniciativa, la capacidad de decidir, la autoafirmación, la competitividad y la conquista.

Activo y extrovertido, toma la iniciativa y va tras su deseo. Su energía sexual fluye hacia afuera.

Aries toma la iniciativa y es directo. Le fascina el juego de ir tras la presa y cazarla, es instintivo en ellos. Son muy apasionados, por lo que se dejan llevar por la pasión del momento con su pareja, los lugares prohibidos los encienden. La variedad es imprescindible. Nunca olvides alimentar esa llama. ¡Resistite un poquito a su poder de seducción y más les gustarás!

Regalos ideales para Aries: esposas y juegos de dominación,

juegos de roles y disfraces, lencería sexy, vibradores, plugs anales, inmovilizadores corporales, todo aquello que pueda sorprenderlos.

Zona sensible: Besos en sus orejas y masajes en su cuero cabelludo.

Aries representa las siguientes partes del cuerpo: la cabeza, la cara, ojos, la vista, entre otras áreas.

LA ENERGÍA DE MARTE EN TAURO

Tauro es pasional, realista, sensual, paciente, posesivo, sensorial, fiel, obstinado, perseverante y decidido. Amante del placer.

Adora satisfacer sus deseos con toda su capacidad sensorial, es el rey enseñando como disfrutar y saborear el placer estimulando todos los sentidos e incluso prescindir de lo visual para descubrir cómo se vive el sexo sin abrir los ojos: ¡un arte! Valora mucho la conexión espiritual.

Al ser un signo de Tierra destaca por ser práctico, estable, concreto, objetivo y conservador.

Al ser un signo Fijo tiene la capacidad de concretar y mantener.

Está regido por el planeta Venus (el planeta rige a Tauro y Libra pero se expresa de dos maneras según el signo), En Tauro representa: La sensualidad, el placer que nos atrae con los cinco sentidos (terrenal), lo que deseamos, la sexualidad receptiva y la armonía.

Es receptivo y pasivo, suele esperar a que el otro tome la iniciativa. Su energía sexual fluye hacia dentro.

Tauro es quien se deleita observando, acariciando, besando, diciendo cosas bonitas al oído y oliendo cada aroma y todo a la inversa también. Es muy sensual, goza el erotismo y adora contemplar su objeto de deseo.

En el sexo es importante darle su tiempo para disfrutar.

Nunca olvides que también quiere satisfacer su deseo espiritual. ¡Dispara la innovación en la cama!

Regalos ideales para Tauro: Aquellos que despierten el uso de sus 5 sentidos; oído: música o tus palabras, sonidos, etc. boca: todo lo que pueda degustar, nariz: todo los aromas deliciosos que pueda oler, tacto: todas las texturas que pueda sentir con sus manos y visual: es algo que disfruta siempre, de observar.

Zona sensible: Nariz y boca. Aunque si son masajes le gustan en todos los espacios de su cuerpo.

Tauro representa las siguientes partes del cuerpo: la garganta, la base del cráneo, la tiroides, la garganta y los oídos.

LA ENERGÍA DE MARTE EN GÉMINIS

Géminis es juvenil, versátil, juguetón, comunicador, inteligente, sociable, curioso, inquieto, hiperactivo, adaptable e ingenioso.

Amante de la diversión.

En la cama es aventurero y apasionado, aman las nuevas experiencias. Son creativos y les fascina el sexo oral. El encuentro es físico, intelectual y pasional.

Al ser un signo de Aire destaca por ser comunicativo, intelectual, sociable, inteligente y ágil mentalmente.

Al ser un signo mutable tiene capacidad de ser flexible y adaptarse a diversas situaciones.

Está regido por el planeta Mercurio (el planeta rige a Géminis y Virgo pero se expresa de dos maneras según el signo), en Géminis representa: la información, la comunicación, el intercambio de ideas, la forma de entender el mundo y comunicarnos con los demás. Los viajes cortos: mentales o físicos.

Es activo y extrovertido, toma la iniciativa y va tras su deseo. Su energía sexual fluye hacia afuera.

Géminis comunica lo que quiere y como lo quiere. Adora practicar todo tipo de posiciones y descubrir distintos lugares, su curiosidad lo hace un amante inquieto. Le encanta usar las palabras en el acto sexual, crear fantasías antes de pasar a la acción. ¡Dispara su curiosidad!

Regalos ideales para Géminis: Vibrador con dos motores que se pueden manejar de manera independiente. Con control a distancia o bluetooth. Dados o cartas del kamasutra. Inmovilizadores, esposas, una mordaza, los juguetes son bastante ilimitados para este signo.

Zona sensible: Acaricia su pecho, torso y brazos y recordar que las palabras son esenciales para él.

Géminis representa las siguientes partes del cuerpo: Los brazos, el aparato respiratorio, los bronquios y el aparato nervioso.

LA ENERGÍA DE MARTE EN CÁNCER

Cáncer es introvertido, conservador, artístico, nutritivo, protector, romántico, compasivo, melancólico, tierno y ciclotímico.

Amante del hogar.

En la cama son un poco tímidos al principio, luego se muestran cariñosos y románticos, y pueden pasar a ser apasionados y muy sexuales en un abrir y cerrar de ojos. Es espontaneo, misterioso y complaciente.

Al ser un signo de Agua destaca por ser sentimental, intuitivo, susceptible, empático y sensible.

Al ser un signo cardinal tiene la capacidad de ser creativo y líder.

Está regido por el satélite Luna, quien representa: la nutrición, la feminidad, la sensibilidad, la maternidad y la emoción.

Es receptivo y pasivo, suele esperar a que el otro tome la iniciativa. Su energía sexual fluye hacia dentro.

Cáncer quiere que le demuestren atención, aman sentirse queridos y deseados. Los derriten los besos largos, las caricias preliminares, los abrazos y el contacto con la piel. Mezclan las emociones e intuición con el sexo y lo envuelven con la pasión. Gozan de mucha imaginación y les gusta tener el control. ¡Cédelo de vez en cuando!

Regalos ideales para Cáncer: aceites comestibles, velas para masajes, disfraces para interpretar todo tipo de roles, lencería sensual, anillo vibrador para el pene.

Un vibrador que se introduce al mismo tiempo que el hombre penetra a la mujer.

Zona sensible: Masajes y besos en los pezones y el lóbulo de la oreja.

Cáncer representa las siguientes partes del cuerpo: Los pulmones, el pecho, las costillas, el estómago y aparato digestivo.

LA ENERGÍA DE MARTE EN LEO

Leo es creativo, orgulloso, dominante, generoso, ambicioso, noble, valiente, fuerte, líder y alegre. Amantes de ser el centro de atención.

En la cama adoran ser el rey y que seas su reyna. Le gustan los halagos. Les encanta tener el control e imponerse. Son exigentes y pasionales, se esforzaran al máximo para que estés satisfecha y esperaran lo mismo. Siempre están presentes los juegos escénicos.

Al ser un signo de Fuego destaca por la confianza en sí mismo, la sinceridad, la fogosidad, el dinamismo y el optimismo.

Al ser un signo Fijo tiene la capacidad de concretar y mantener.

Está regido por la estrella Sol, quien representa: el yo profundo, el ego, la identidad básica. La voluntad y los propósitos en la vida.

Es activo y extrovertido, toma la iniciativa y va tras su deseo. Su energía sexual fluye hacia afuera.

Leo es directo y le gusta dominar. Disfruta de los preliminares y aprecian mucho que su pareja arme una gran escena para tener relaciones, desde decorar el ambiente hasta un disfraz con guion. Para ellos el sexo es diversión, les gusta hacerlo de forma creativa y divertida. ¡Recorda de vez en cuando acariciar su ego y que sea genuino!

Regalos ideales para Leo: plumas para recorrer todo el cuerpo. Un vibrador que tenga múltiples funciones: flexible para doblarse, dos motores y control remoto. Leo adora experimentar nuevas sensaciones y posiciones. Los juguetes en general le gustan y si son lujosos mejor.

Zona sensible: Masajes y caricias en los lados de la columna vertebral y el labio inferior.

Leo representa las siguientes partes del cuerpo: El corazón, las arterias coronarias, la medula espinal y los centros nerviosos.

LA ENERGÍA DE MARTE EN VIRGO

Virgo es detallista, meticuloso, humilde, inteligente, analítico, servicial, reservado, paciente, prudente y planificador.

Amante del orden.

En la cama son hábiles con las manos y valoran mucho la pulcritud. Es el signo que más se esforzará por dejarte satisfecho y lentamente intentará las mil y un maneras de que llegues al orgasmo.

Al ser un signo de Tierra destaca por ser práctico, estable, concreto, objetivo y conservador.

Al ser un signo mutable tiene capacidad de ser flexible y adaptarse a diversas situaciones.

Está regido por el planeta Mercurio (el planeta rige a Géminis y Virgo pero se expresa de dos maneras según el signo), En Virgo representa: el análisis de información, sentido crítico y práctico, la lógica y la razón.

Es receptivo y pasivo, suele esperar a que el otro tome la iniciativa. Su energía sexual fluye hacia dentro.

Virgo es tímido y le cuesta soltarse al principio. La confianza que se va generando los ayuda a relajarse y los encuentros son cada vez mejores. Todo pasa por su cabeza e intuición por ende podes ir por esa vía: Charlas sutiles y sugestivas pero muy muy inteligentes. ¡La comunicación es el camino!

Regalos ideales para Virgo: esferas vaginales para ejercicios kegel. Estimuladores peneanos, anillos, plug prostáticos, lencería sexy, disfraces. Cosmética sensorial.

Zona sensible: Masajear o acariciar la parte interna de las rodillas y codos. La zona de alrededor del ombligo también es sensible. Que le toquen el rostro suavemente también les encanta.

Virgo representa las siguientes partes del cuerpo: El abdomen, los intestinos, la vesícula biliar, la apendicitis y la matriz.

LA ENERGÍA DE MARTE EN LIBRA

Libra es complaciente, seductor, romántico, amable, inteligente, diplomático, elegante, sociable, dulce y encantador.

Amante de la belleza.

En la cama es una combinación de diversión, apertura mental y sensualidad. Adora el romance y para él es un arte, por lo cual hay que ser dedicarles tiempo a las preliminares. Son muy complacientes.

Al ser un signo de Aire aprecia mucho el intercambio intelectual y las relaciones.

Al ser un signo cardinal tiene la capacidad de ser creativa y líder.

Está regido por el planeta Venus (el planeta rige a Tauro y Libra pero se expresa de dos maneras según el signo), En Libra representa: armonía en relaciones, el gusto por la estética, el amor idealista, la atracción por el arte y ser complacientes.

Libra es muy sensible a la vista, todo lo percibe por la vista y luego con los otros sentidos. La lencería sensual y el entorno donde estén lo pueden encenderlo solo con observarlo. Adora la armonía en las cosas. Prefiere que su pareja tome la iniciativa. Es curioso y sensible. Con buen humor. Le gusta probar cosas nuevas. ¡Estimula su mente contándole la nueva travesura que se te ocurrió!

Regalos ideales para Libra: lencería sexy, disfraces eróticos, todo lo que juegue en armonía de colores y formas. Cosmética con fragancias suaves. Vibrador que se pueda usar en la penetración, anillos para el pene. También lo enciende los juegos de roles, látigos o BDSM.

Zona sensible: Masajes en la espalda baja. Su visual.

Libra representa las siguientes partes del cuerpo: El sistema venoso, los riñones, la región lumbar y las glándulas suprarrenales.

LA ENERGÍA DE MARTE EN ESCORPIO

Escorpio es magnético, misterioso, pasional, dominante, profundo, transformador, discretos, honesto, confiable y poderoso.

Amantes de la intensidad.

En la cama tienen un poder enigmático donde mezcla las emociones con la intuición y las caricias. Es muy intenso y apasionado. Profundo y fiel. Les encanta el sexo oral, tanto darlo como recibirlo. Poco convencional y gusto por lo oculto.

Al ser un signo de Agua destaca por ser sentimental, intuitivo, susceptible, empático y sensible.

Al ser un signo Fijo tiene la capacidad de concretar y mantener.

Está regido por el planeta Plutón, quien representa: la sexualidad, la transformación, el control emocional, el poder y la muerte física y mental.

Es receptivo y pasivo, suele esperar a que el otro tome la iniciativa. Su energía sexual fluye hacia dentro.

Escorpio emana un misticismo sexual único, le encanta hacerlo en lugares prohibidos o donde los puedan encontrar. Le gusta llevar la sexualidad a lo espiritual. Es muy intuitivo por lo cual te puede hacer sentir muy vulnerable. Prácticas como el tantra, ya que son poseedores de grandes cantidades de energía capaces de usar en el momento adecuado. ¡Él es la invitación a liberarte de tus creencias Tabú!

Regalos ideales para Escorpio: un plug estimulador anal, la

zona anal es su fetiche. Los juegos de poder y control: esposas, inmovilizadores, mordazas, antifaces, látigos, etc. Los juegos de sumisión. Lencería y disfraces.

Zona sensible: Las caricias y besos en las nalgas. Lo inusual los atrae.

Escorpio representa las siguientes partes del cuerpo: Los órganos genitales, el aparato urinario, junto con Libra, y los órganos de reproducción.

LA ENERGÍA DE MARTE EN SAGITARIO

Sagitario es espontaneo, directo, optimista, generoso, aventurero, divertido, liberal, alegre, versátil y justo. Amante de la libertad.

En la cama es explorador y lanzado a nuevas experiencias. Le fascina el sexo oral. Es incansable y muy dinámico. Siempre busca satisfacer a su pareja. Hábil y apasionado.

Al ser un signo de Fuego destaca por la confianza en sí mismo, la sinceridad, la fogosidad, el dinamismo y el optimismo.

Al ser un signo mutable tiene capacidad de ser flexible y adaptarse a diversas situaciones.

Está regido por el planeta Júpiter, quien representa: el optimismo, la expansión, la franqueza, los viajes largos, las creencias religiosas, morales e intelectuales.

Es activo y extrovertido, toma la iniciativa y va tras su deseo. Su energía sexual fluye hacia afuera.

Sagitario es de mente abierta. Divertido y novedoso. Le gusta tomar riesgos y es franco. Le encanta dar placer y recibirlo. Adora innovar con diversas posiciones y lugares. Puede fusionar el sexo con la espiritualidad, la diversión y la emoción. ¡Déjalo que te conquiste y más les gustaras!

Regalos ideales para Sagitario: vibradores para sexo oral, estimuladores prostáticos, adoran las caderas por lo que un liguero les encanta. Cartas o dados kamasutra. Juegos de roles y dominación. Disfraces. Vibradores. ¡Aman explorar la sexualidad, anímate!

Zona sensible: Las caricias desde los muslos hasta las nalgas les fascina.

Sagitario representa las siguientes partes del cuerpo: La cadera, los muslos, el sacro y los músculos.

LA ENERGÍA DE MARTE EN CAPRICORNIO

Capricornio es constante, paciente, concentrado, responsable, ambicioso, decidido, estable, perseverante, reservado y exigente.

Amantes del trabajo.

En la cama tienen mucha resistencia y le gusta ir paso a paso. Es dominante y le gusta tener el control para sentirse seguro. Prefieren practicar el sexo a diario. Muy tradicional y confiable. Es muy persistente con la pareja cuando tiene ganas de hacerlo.

Al ser un signo de Tierra destaca por ser práctico, estable, concreto, objetivo y conservador.

Al ser un signo cardinal tiene la capacidad de ser creativa y líder.

Está regido por el planeta Saturno, quien representa: la constancia, la maduración, la voluntad, la superación y la concentración.

Es receptivo y pasivo, suele esperar a que el otro tome la iniciativa. Su energía sexual fluye hacia dentro.

Capricornio es reservado y tímido, sobre todo al comienzo. Su vida sexual es muy intensa. Sus encuentros pueden durar horas. Si tienen ganas de tener sexo, les cuesta reprimirse, por lo que terminan haciéndolo en cualquier lugar. Muy fogosos por su capacidad de contener la energía para ser usada en el momento adecuado.

Regalos ideales para Capricornio: dados o cartas del kamasutra, aceites para masajes, lencería sensual, juegos de roles: disfraces eróticos. Juegos de dominación y control: esposas, látigos, mordaza, entre otros. ¡Su fantasía es por única vez ser sumiso!

Zona sensible: Caricias en las rodillas lo llevan al gozo.

Capricornio representa las siguientes partes del cuerpo: Los huesos, el esqueleto, la piel, las rodillas y las articulaciones.

LA ENERGÍA DE MARTE EN ACUARIO

Acuario es impredecible, innovador, creativo, leal, desprejuicioso, compañero, desapegado, liberal, independiente y excéntrico.

Amante de la tecnología.

En la cama brilla por su creatividad y apertura mental. La conexión intelectual es indispensable. Prefiere tener el control y en pareja se vuelve amoroso, pero nunca de ningún modo empalagoso. Adora las sorpresas y la novedad. Es muy activo y exigente.

Al ser un signo de Aire destaca por ser comunicativo, intelectual, sociable, inteligente y ágil mentalmente.

Al ser un signo Fijo tiene la capacidad de concretar y mantener.

Está regido por el planeta Urano, quien representa: la originalidad, la revolución, la independencia, la libertad y el altruismo.

Activo y extrovertido, toma la iniciativa y va tras su deseo. Su energía sexual fluye hacia afuera.

Acuario es fraternal, tiene mucha más conexión si la pareja también cumple el rol de amigo. Les cuesta iniciar el romance. Es fiel y discreto. Prefiere la originalidad y creatividad. ¡Adora hacerlo de manera imprevista y espontánea!

Regalos ideales para Acuario: Vibrador con control remoto, mejor si tiene conexión bluetooth, algunos juguetes que puedan tener varios usos: vibradores flexibles, esposas o inmovilizadores multi función, juegos creativos e innovadores.

Zona sensible: Algo inusual como ellos, pero siempre conviene preguntar. Los tobillos pueden darle mucho placer si son estimulados con delicadeza.

Acuario representa las siguientes partes del cuerpo: La circulación, la médula, el sistema nervioso y las piernas.

LA ENERGÍA DE MARTE EN PISCIS

Piscis es sensual, magnético, cariñoso, artista, creativo, idealista, soñador, empático, paciente y amable. Amante del romanticismo.

En la cama buscan satisfacer todas tus necesidades, ellos siempre están listos para el sexo, les gusta la fantasía, disfrutar de la conexión emocional y les gusta dar y recibir muestras de afecto, aunque solo sea por una noche.

Al ser un signo de Agua destaca por ser sentimental, intuitivo, susceptible, empático y sensible.

Al ser un signo mutable tiene capacidad de ser flexible y adaptarse a muchas situaciones diferentes.

Está regido por el planeta Neptuno, quien rige: la inspiración, la sensibilidad hacia otros, la compasión, el amor universal y la espiritualidad.

Es receptivo y pasivo, suele esperar a que el otro tome la iniciativa. Su energía sexual fluye hacia dentro.

Piscis es muy soñador, por lo cual las fantasías y los juegos de roles es algo que lo enciende, la música es su mejor

Acompañante para el sexo, ellos fluyen con las energías y sobre todo con el agua, si hay algo que los prende es el sexo en el agua, difícilmente te diga que no a probar algo diferente. ¡Nunca olvides las caricias y abrazos!

Regalos ideales para Piscis: Antifaces, esposas, disfraces, vibradores, juguetes de todo tipo, la lencería que lo haga fantasear a todos los niveles y la posibilidad de abrir mil escenarios con algunos detalles. ¡Dispara su imaginación!

Zona sensible: Masajes en los pies.

Piscis representa las siguientes partes del cuerpo: El aparato glandular, los ganglios, los vasos linfáticos, los tejidos, las mucosidades y los pies.